自愈力饮食法

张彩山 著

天津出版传媒集团

天津科学技术出版社

图书在版编目（CIP）数据

自愈力饮食法 / 张彩山著 . -- 天津 : 天津科学技术出版社，2024.2（2024.10 重印）

ISBN 978-7-5742-1736-2

Ⅰ . ①自… Ⅱ . ①张… Ⅲ . ①饮食营养学 Ⅳ . ① R155.1

中国国家版本馆 CIP 数据核字（2024）第 012999 号

自愈力饮食法
ZIYULI YINSHI FA

策划编辑：杨 讓
责任编辑：孟祥刚
责任印制：刘 彤
出　　版：天津出版传媒集团
　　　　　天津科学技术出版社
地　　址：天津市西康路 35 号
邮　　编：300051
电　　话：（022）23332490
网　　址：www.tjkjcbs.com.cn
发　　行：新华书店经销
印　　刷：河北松源印刷有限公司

开本 720×1000　1/16　印张 12　字数 240 000
2024 年 10 月第 1 版第 3 次印刷
定价：58.00 元

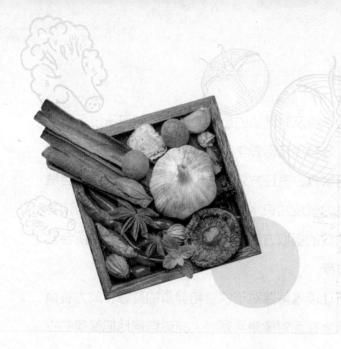

前言
PREFACE

在过去几年当中，我们对于健康、疾病和营养的认识有了很大的提高，知道饮食对健康有着非常重要的作用，它保证了人体各项功能的正常，提高人体的免疫力，降低或规避了本身产生突然病变的可能性。比如，健康饮食有助于成功瘦身，预防早老性痴呆症，降低乳腺癌、前列腺癌和抑郁症的发病率。

但食物改造健康的科学方式究竟是什么？基本规则是"三餐饮食规律，营养摄取均衡"。营养均衡的饮食是指要适量均衡摄取糖类、脂质、蛋白质、维生素、矿物质五大营养素及膳食纤维。

只需要经过合理的膳食调整，营养均衡地摄入健康的食材，就能够满足身体的需求，循序渐进地实现强身健体、延年益寿和抵御疾病的目标，大幅提升生活质量，而且还能把健康的基因传给下一代，让他们带着充满活力的身体，赢在起跑线上。

饮食是维持生命和保证健康的物质基础。疾病的发展会经历一个过程，及时改善饮食就可能会康复。本书从营养与健康的角度出发，把营养学的基本理论与健康观念和保健知识有机地结合起来，阐述了碳水化合物、脂类、蛋白质、维生素、矿物质和水等营养物质在人体中的作用、从食物中的来源及对健康的影响，讨论了如何通过平衡膳食来达到健康的目的。内容涉及营养学基础、食物营养、合理营养与平衡膳食、疾病营养与饮食、烹饪方式与营养素等，指导读者学会融会贯通，从而提高自身的健康知识水平和健康素养。另外，还为读者提供了能提高营养素功效的摄取方法，以及能有效吸收食物中所含营养素的"一日食谱"推荐。

　　读完这本书，能够让读者解除对于饮食和健康的疑惑，成为餐桌上的营养师。还能让读者在面对健康问题时，充满自信地把健康的主动权掌握在自己手中。

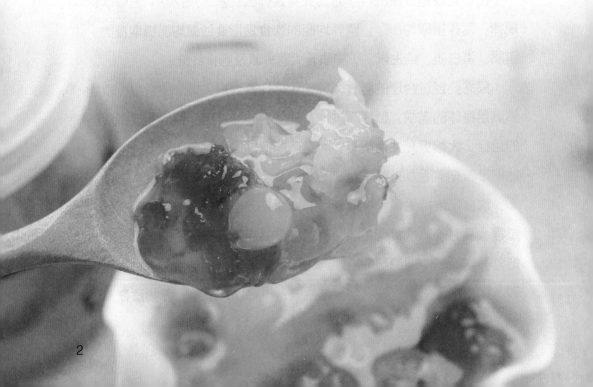

目录

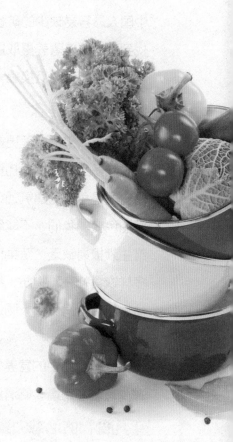

第一章

恰到好处的饮食与健康

第二章

食物改造健康，吃对不用药方

找到你的完美膳食

吃一顿健康理念餐

平凡食物的治愈力量

第三章

食物激活免疫力，运转体内大药房

免疫系统的多功能健康充电站

让食物发挥作用

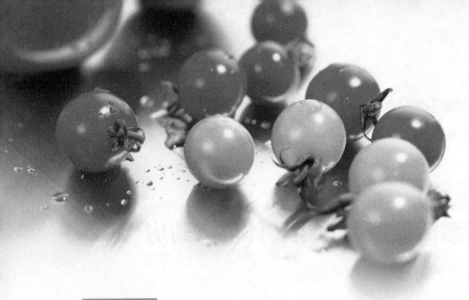

第四章

从胃肠武装到大脑，给身体器官最佳营养

清肠养胃食为先

舌尖上的大脑

平衡膳食护心脏

第五章

以食为药，慢病逆转没有那么难

第六章

科学减脂与增重，实现饮食自由

胖子的烦恼——吃什么都长肉

瘦人的担忧——怎么吃都不胖

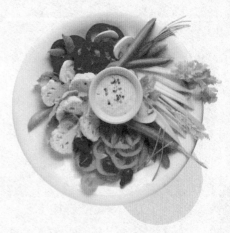

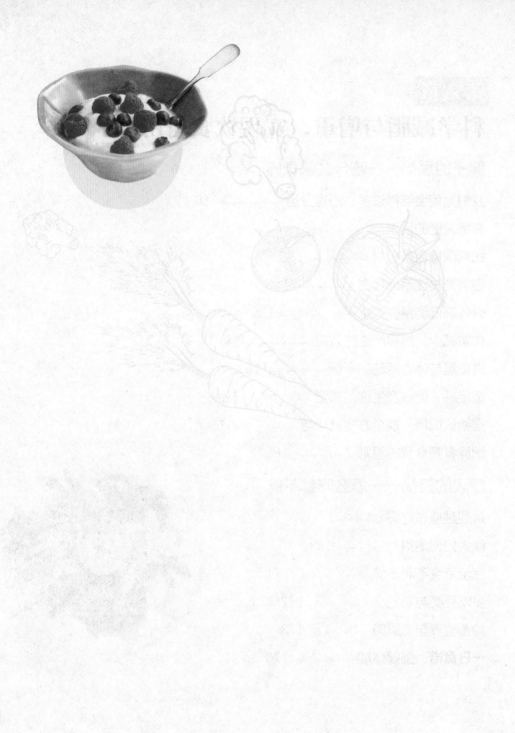

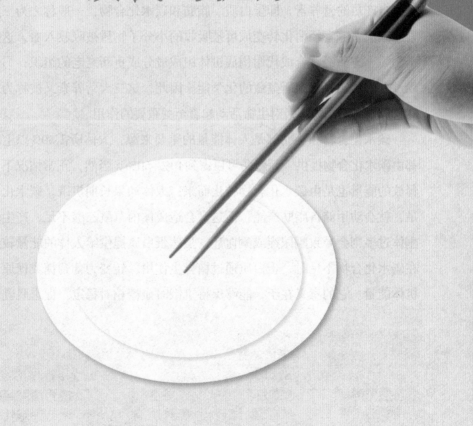

第一章

恰到好处的
饮食与健康

全营养与全健康

吃是重要的输入

在人体生命活动过程中，不论是生理活动（如维持心脏跳动、血液循环、肺部呼吸、腺体分泌、物质运转等）、体育活动还是体力劳动，都需要能量。那么，能量是什么呢？

人体能量是维持生命活动所必需的热能，是人类赖以生存的物质基础，没有能量就没有生命活动，也就没有人类。研究发现，人体所需要的能量都来自产热的营养素，即蛋白质、脂肪和碳水化合物，一般称之为三大营养素。三大营养素经消化转变成可被吸收的小分子物质被吸收入血，这些小分子物质一方面经过合成代谢构成机体组成成分或更新衰老的组织；另一方面经过分解代谢释放出所蕴藏的化学能。因此，这三大营养素又被称为三大产能营养素或能源物质，对生命活动起着至关重要的作用。

碳水化合物和脂肪都是人体能量的重要来源，人体所需50%以上的能量都由碳水化合物提供，而脂肪可以占到40%~50%。当然，正常情况下，脂肪释放的能量也是由碳水化合物转化而来；人体如果长期饥饿，碳水化合物不足，就会动用储备脂肪产能，而这又会造成体内草酰乙酸不足，产生酮体，酮体过多则会导致酮尿症或酮血症。虽然蛋白质提供给人体的能量较少，但在碳水化合物不足时，蛋白质通过糖异生作用，转变为葡萄糖或糖原，提供机体能量。它的意义在于，能够保持饥饿时血糖相对稳定，促进肌乳酸的充

吃是重要的输入	碳水化合物 蛋白质 脂类 维生素 矿物质 膳食纤维	提供 身体功能	为细胞提供能量 成为细胞结构 调节细胞代谢 维持肠道细菌均衡

分利用；有利于肾脏排氢保钠。

国际上通常以焦耳（J）为热能的计量单位，同时也仍然使用卡为计量单位。1焦耳=0.239卡，1卡=4.186焦耳。在实际应用中，通常使用千焦和千卡，即焦耳和卡的1 000倍。1卡就是我们所吃的食物燃烧之后，使1克水的温度上升1摄氏度时所需的热量。千卡就是使1升水的温度上升1摄氏度所需的热量。

每人每天所需的热能，因个人活动及自身基本热能的消耗量而不同。在休息状态下，成年女性每天平均需要约1 300千卡，男子则需要约1 600千卡。任何运动都需要额外的热能，因而你所需的总热能也随之增加。值得注意的是，热量高的食物不代表营养价值高，例如巧克力的热量高，并不代表巧克力中有很多的蛋白质、碳水化合物、维生素和矿物质。

人体每天能量的摄入与消耗恰好一致才是一种能量的平衡，才能保持良好的健康状况。如果人体摄入的能量不足，机体会动用自身的能量储备甚至消耗自身组织以满足生命活动的能量需要。人体若长期处于饥饿状态，就会出现生长发育迟缓、消瘦、活力消失，生命活动停止乃至死亡。相反，若能量摄入过多，除少量以肝、肌糖原的形式储藏外，几乎完全转化为脂肪，发生异常的脂肪堆积，人就会肥胖。

食物供给我们维持身体活动需要的能量，就像汽车有汽油才可以跑，人体也一样需要食物的营养来维持运转。一个人一生中摄入的食物是自己体重的1 000~1 500倍，这些食物中的营养素大部分转化成人体的组织和能量，以满足生命运动的需要。

目前，为人们所知的营养素不过几十种，但天然食物中所含的各类成分数以千计，其中有许多成分在人体中所扮演的角色尚未被发现或明确，若是忽略了这些成分，或许短期内并不会对身体造成影响，但长久下来，可能会使健康发生问题。

因此，千万不要以为所谓的营养补剂就可以提供身体所需的全部营养。对此，我们必须要有一个清醒的认识，即这些营养补剂是将已知的营养素调配加入，以满足人体最基本的需求。若经医生和营养师评估后，确实有需要补充，可以按情况适度使用，以帮助身体复原。而如果身体本就健康，靠正常的一日三餐就足够补充营养了，就没有必要再额外补充了。

食全食美，营养都从吃上来

在日常生活中，我们必须清楚什么样的食物有什么作用。健康、结实而且喜好步行的人每日食用大量水果和蔬菜、高纤维主食及优质蛋白，而肥胖、走路吃力、上气不接下气的人常喜欢吃甜点、煎炸、烧烤食物及精米白面。

是什么将健康的赢家和输家区分开？人体内部到底在怎样运行？为什么燕麦粥有利于健康，而酒和冰激凌对健康不利？健康专家，我们已经开始了探索最适宜健康的饮食的征程。

研究食物影响健康的首要线索来自流行病学，这是一门研究生活方式、环境和疾病的学科。例如，通过对比不同国家的生活方式，流行病学可确定引起疾病的主要因素。

当然，并非所有疾病都是与食物相关的，吸烟、压力及污染也是重要的因素，我们天生的基因也是一个重要因素。许多研究均强烈指出高脂、高糖、低纤维的饮食是导致心脏病、糖尿病及癌症的主要因素。

食物使我们远离疾病的危害，其在人体内的作用是什么？人体善于通过自己的第一线防御与疾病做斗争，主要的防线就是免疫系统，如肝、肠道内的益生菌群，而它们需要补充什么样的食物？

我们看一下膳食纤维的角色，膳食纤维保持人体健康，主要有两方面的作用。首先，它为寄生在大肠的益生菌群提供营养。其次，有证据证明高纤维饮食能阻止肠癌的发生。我们对这两种观念进行调查，甚至在消化系统置入导航照相机以发现更多问题。

人体有一套精细的排毒系统，但是很多人担心在当今世界，我们对很多有害物质超负荷。"排毒"是指人们尽可能将体内的毒素清除，即使生活在现在这个充满毒素的世界，它也能为我们提供保持健康的机会。我们要证实排毒计划是否真能起作用。

有毒物质摄入过量后我们会感到暂时的不适，比如比较普遍的有兴奋作用的有毒物质——酒精，比起那些危害人体健康的毒物，其作用并不明显。医药学专家已能战胜危害人民健康的最大杀手，如霍乱及天花。但许多研究人员更关注的是慢性疾病如心脏疾病和癌症。

科学家发现有的化学物质可以对抗癌症，这些化学物质在不同人体中起的作用不同，这取决于人们的基因构成。事实上，许多基因决定了特定食物对不同个体来说是健康的还是不健康的。将来，基因检测会提供适合不同个体的健康饮食建议。

均衡饮食决定你的健康

均衡营养也称均衡膳食，即指膳食多样化，所含营养素种类齐全、数量充足，营养素之间比例适当，膳食所提供的热能和营养素与机体需要量保持平衡，从而提高各种营养素的吸收和利用，达到合理营养的目的。

简单地说，均衡营养就是保证饮食的全面、平衡、适当。所谓"全面"，是指各种营养素摄入要全面，食不厌杂，这是构成均衡营养的基础。人体所需的营养素有七大类，四十多个小类，单靠一种或少量几种食物不能提供人体所需的全部营养素。例如鸡蛋是一种营养比较全面的食品，含有丰富的优质蛋白质、卵磷脂、胆固醇、B族维生素等，但是含维生素C和膳食纤维极少，单纯吃鸡蛋就不能获得充足的营养。但如果吃西红柿炒鸡蛋就能够补充这些不足，达到全面的营养，这就是平衡膳食的一个简单例子。因此要求人们的食谱尽可能广泛，每日摄取食物的种类应尽可能多，要注意荤素、粗细、主副食物的搭配，花、果、根、茎兼顾，这样才有利于全面营养。

所谓"平衡"，是指各种营养素摄入与人体需要之间相对平衡。儿童肌肉骨骼生长需要大量的蛋白质、钙；运动员需要大量的高能量食物；孕妇需要摄入较多卵磷脂等脂类以满足胎儿脑神经系统的发育；一些病人补入大量维生素C能减轻病情，促进康复；女性由于月经关系比男性对铁的需求量大；一日不同时辰、一年不同季节、不同生活工作节奏和对不同环境的适应需要，所致饮食营养需要也有差异等。对每个人来说，营养摄入过少，不能满足需要，可发生营养不良性疾病；摄入过多，既是浪费又使机体产生负担，产生营养过剩性疾病。家中配置一个体重秤，经常观察自己体重变化，作为调节摄入量的参考，是很有意义的。

所谓"适当"，是指摄入各种营养之间的配比要适当，在全面和平衡的基础上制订合理的膳食搭配。人体元素组成及人体不同状况下对各种营养素需要量是有一定配比的，只有符合人体需要的搭配才有利于更好地吸收和利用，过多或过少都会影响人体的健康。比如老年人饮食适宜低盐、低糖、低脂，高优蛋白、高纤维素、高维生素。另外，适当服用调节性保健食品是必要的。

总之，只有保证合理膳食，均衡营养，才能更好地促进身体健康。

食物的种类和营养价值

我们知道，食物是人类获取热量和各种营养素的基本来源，是人类赖以生存、繁衍的物质基础。在现实生活中，食物的种类繁多，组成复杂，性质各异。在《中国居民膳食指南》中，专家将食物分为五大类，第一类为谷类及薯类；第二类为动物性食物，包括肉、禽、鱼、奶、蛋等；第三类为豆类和坚果，包括大豆、其他豆类及花生、核桃、杏仁等坚果类；第四类为蔬菜、水果和菌藻类；第五类为纯能量食物，包括动植物油、盐、食用糖和酒类。

现代营养学告诉我们，人体需要多种多样的食物，各种食物都有不同的营养优势，食物没有好坏之分，关键在选择的食物种类和数量在搭配膳食时是否合理。下面，我们针对日常生活中几类主要的食物进行具体的营养价值分析。

谷类食物

在我国，主要有稻米、面粉、玉米、小米、高粱等。谷类食物主要是淀粉，含70%~80%的碳水化合物，消化率很高；含6%~10%的蛋白质，但生物利用率较低；还含一定量的膳食纤维。含维生素B_1和烟酸较多，但必须经处理才能被人体利用。玉米、小米中含少量胡萝卜素。

豆类食物

日常生活中接触比较多的主要是大豆，大豆含蛋白质35%~40%，含油脂17%~20%，其中含人体必需脂肪酸亚油酸约50%，是任何其他油脂所不能比拟的。大豆约含30%的碳水化合物，其中人体可利用的占一半。大豆中还含钙、铁、锌、维生素B_1、维生素B_2和烟酸。其他豆类如红小豆、绿豆、黑豆等也与大豆相似，但其蛋白质营养价值稍低。

蔬菜、水果

蔬菜和水果是人体胡萝卜素、维生素C和钙、铁、钾、钠等元素的重要来源。含维生素C较多的蔬菜主要是叶菜类，如茼蒿、甘蓝等，水果中则以柑橘、山楂、鲜枣及猕猴桃等含量最多。深绿色和黄红颜色的蔬菜、水果含胡萝卜素较多，如苋菜、韭菜、胡萝卜、甘薯和橙子、杏等。有些野菜、野果常含丰富的维生素和无机盐类，是大有开发利用前途的食物资源。

畜禽肉类食物

畜禽肉类可供给人体优质蛋白质和部分脂肪，同时也是维生素A和维生素B_2的重要来源，无机盐含量不多但易于吸收利用。

鱼类等水产食物

鱼类与畜禽肉类相比，含蛋白质相当，而所含脂肪70%~80%为多不饱和脂肪酸，胆固醇含量也较低，远比畜禽肉类脂肪质量好。另外，鱼类含铁、钙等无机盐和微量元素比畜禽肉类高几倍至十几倍，含丰富的碘和较多的维生素B_2和烟酸。

蛋类食品

鲜蛋含蛋白质为13%~15%，其营养价值最高，为营养学实验研究中的理想蛋白质。含维生素A、维生素D和维生素B_2较多。

奶类食品

目前我国食用方式以牛奶为主，牛奶含蛋白质和钙较多，也是维生素A、维生素B_2的良好来源，但含铁少，若不补铁，容易引起缺铁性贫血。

营养素在人体内部的运行

人体中的营养主要从食物中获得，而天然食物中的营养素除水之外，都以大分子或结合的形式存在，大部分并不能被人体直接吸收利用。因此，食物进入人体之后，首先要进行一个消化的过程。在这个过程中，人体的消化道会分泌大量的消化液，对大分子的物质进行分解，最终变成可同化的营养形式，被人体吸收之后转化成能量，以完成人体的生命活动。在这个过程中，还有一些不能被消化吸收的物质通过尿液、粪便、汗液等形式被排出体外。因此，人体完整的新陈代谢过程就是营养素在人体内部被消化、吸收、排泄的运行过程。当然，不同的营养素在人体中的运行轨迹也是不同的，下面为大家详细介绍。

首先被消化的营养素就是碳水化合物，它经口腔咀嚼成小块与唾液混合，开始被唾液中淀粉酶分解成多糖（这时口中会嚼出甜味），并送入胃中。多糖经过胃的蠕动揉搓和胃液中淀粉酶第二次分解成为双糖，并向十二指肠输送，在十二指肠与胰淀粉酶混合进入小肠并开始分解，在小肠中又与肠液淀粉酶混合第三次分解为单糖。在小肠中段肠壁绒毛分泌葡萄糖苷酶，将单糖第四次分解为葡萄糖，经肠壁静脉毛细血管吸收入血，汇入肝脏门静脉入肝，完成消化吸收。

葡萄糖进入血管和肝脏之后，在胰岛素的作用下，一部分直接送入体内各细胞供现时消耗，一部分转为肌糖原存在肌肉里，以备肌肉在不吃饭时消耗，还有一部分转为肝糖原存在肝里，以供机体在不吃饭时消耗，再有多余的就会在肝脏内转为甘油三酯长期储存，也就是我们平时所说的脂肪。由此可见，人体内的脂肪堆积与摄入的碳水化合物过量直接相关。

当人体不吃饭时，血管内葡萄糖逐渐减少到一定程度，胰岛就会分泌胰高血糖素，使存在肝里的肝糖原异生分解为葡萄糖进入血管，以供细胞使用。细胞吸收葡萄糖作为能源，被红细胞带来的氧气氧化，释放出能量，转化为水和二氧化碳，经血管到肾和经红细胞带到肺，排出体外，完成糖的代谢。

食物中的蛋白质在口腔和食道中都不会被消化，而是直接输送到胃里，通过胃蛋白酶、胰蛋白酶分解为氨基酸，氨基酸在小肠被吸收进入血管，然后再进入肝脏。而食物中的脂肪则是经胆汁、胰脂肪酶，被分解为脂肪酸，在小肠被淋巴系统吸收进入血管，然后进入肝脏。微量元素在小肠被吸收进入血管，入肝。其他未被吸收的食物成分成为粪便被排出体外。

　　就营养的吸收来说，在消化道的不同部位，吸收的情况不同，一般在口腔和食道中，营养基本上不被吸收，在胃里被吸收的也很少，只有酒精和少量水分被吸收。而大肠则主要吸收水分和盐类（实际上，小肠内容物进入大肠后，已经不含有多少可以被吸收的物质）。因此，小肠是人体营养吸收的主要部位。

　　小肠是整个肠道中最长的一段，大约有6米长，上面有皱褶，皱褶的表面又长着很多绒毛，从而使吸收面积增大30倍，可达10平方米，并且已被消化的食糜在小肠内停留时间较长（一般为3~8小时），这些对小肠的吸收都很有利。可以说，食物中各种营养成分的吸收是一个相当复杂的过程，各种营养物质在小肠内的吸收位置不同，一般糖类、蛋白质及脂肪的消化产物大部分在十二指肠和空肠内吸收，到达回肠时基本上吸收完毕，只有胆盐和维生素B_{12}在回肠部分吸收。除由口腔摄入的经过消化的物质之外，人体分泌入消化道的各种消化液本身所含的水分、无机盐和某些有机成分也会被小肠重新吸收。研究发现，人体每日分泌到消化道的各种消化液可达6~7升，每日还从口腔摄入1升多的水分，而每日从粪便中只排出约150毫升水分，所以每日重吸收至体内的液体量可达8升。

　　值得注意的是，食物中的纤维素在胃肠内不被消化吸收，它只能作为食物废料被输送至大肠，所以，进食富含纤维素的食物可以增加粪便量，这对于产生便意、正常排便十分有利。

植物营养素的彩虹色谱

　　植物营养素是指存在于天然植物中的生物活性成分，影响着植物的颜色和气味，对人体健康有保护作用，包括类胡萝卜素、萜烯、柠檬酸和植物固醇等不同类别。它们主要存在于胡萝卜、甘蓝、西瓜、南瓜、菠菜、杏、葡萄柚、桃子、橘子等蔬果中。

　　植物营养素被认为有抗氧化作用，增强免疫系统与细胞之间的沟通反应，从而保护人体健康。它们还可以修正雌激素代谢，帮助清除致癌毒素和杀死癌细胞。研究发现，每天摄入足够的水果和蔬菜有助于减少心脏病、黄

9

斑变性和某些类型癌症等慢性疾病。

	植物营养素	健康效应	来源食物
绿色	叶绿素	促进血红细胞及胶原蛋白形成；排毒；补充能量	所有绿叶蔬菜
	叶黄素	增强免疫力；保护眼睛；维持器官、皮肤和血液健康	芦笋、四季豆、西葫芦、黄瓜、豌豆
	吲哚类化合物	平衡激素水平；抗癌	西蓝花、白菜、圆白菜、
橙/黄色	胡萝卜素	保护组织黏膜；抗氧化；避免晒伤；延缓衰老	南瓜、黄甜椒、红薯、橙子、胡萝卜
	叶黄素类	保护心血管；缓解视疲劳；提升免疫系统功能	大部分橙色和黄色蔬果、鸡蛋、三文鱼
红色	番茄红素	控制胆固醇；促进大脑健康；改善免疫系统；预防心脏病	石榴、红苹果、红洋葱、番茄
	花青素	保护大脑和神经系统；改善循环系统；保护皮肤	草莓、樱桃、覆盆子、蔓越莓
白色	黄酮类	降血压；降低胆固醇；降低罹患心脏疾病的风险	生姜、香蕉、土豆、蘑菇、菜花
	烯丙基硫化物	消炎；抗癌；增强免疫力	洋葱、大蒜、葱白
蓝/紫色	白藜芦醇	平衡激素水平；防癌	葡萄、花生、蓝莓、桑葚
	花青素	抵抗自由基；抗衰老；抗癌	茄子、黑莓、紫薯、紫甘蓝、黑枸杞

看了就会践行的健康饮食法

人人都该懂点《中国居民膳食指南》

中国的膳食结构与许多国家不同，膳食指南应根据中国实际情况来制定，使居民能够按照各自的消费水平和食物供应情况调配自己的一日三餐，使之尽可能符合"每日膳食中营养素供给量"的要求。

食物要多样

各种食物的营养价值不同，任何一种单一的天然食物都不能提供人体所需的全部营养素。因此，适宜的膳食必须由多种食物组成，才能达到营养平衡的目的。

现代营养学家对各种食物的营养成分有了较详细的研究，他们根据各种食物所含营养素的特点及居民的膳食结构，将食物分成若干大类。居民每日膳食组成应当含有这几大类的食物，才能保证得到所需的营养素：第一类为谷类、薯类，主要提供碳水化合物、蛋白质、B族维生素，也是中国膳食主要热量来源；第二类为动物性食物，包括肉、禽、蛋、鱼、奶等，主要提供蛋白质、脂肪、矿物质、维生素A和B族维生素；第三类为豆类和坚果，主要提供蛋白质、脂肪、膳食纤维、矿物质和B族维生素；第四类为蔬菜、水果，主

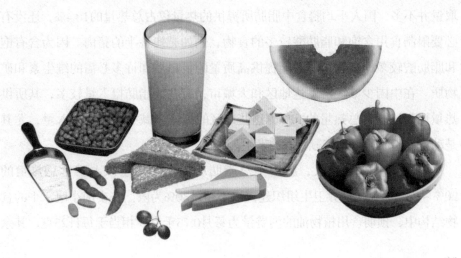

要提供膳食纤维、矿物质、维生素C和胡萝卜素；第五类为纯热量食物，包括动植物性脂肪、各种食用糖和酒类，主要提供热量。这五大类食物均应按需适量摄取。但应注意不宜食用过多的动物性食物和纯热量食物，以保持中国膳食以植物性食物为主，动物性食物为辅，热量来源以粮食为主的基本特点，避免西方发达国家膳食模式所带来的脂肪过多、热量太高等弊端。要注意在各类食物中尽可能地选择不同食物品种，以达到食物多样化和营养素供给平衡的目的，特别是蔬菜应多选用一些绿色或其他深色蔬菜，以补充人体所需的胡萝卜素和矿物质。

饥饱要适当

太胖或太瘦都不利于人体健康，各国膳食指南都把维持正常体重放在重要位置。中国人根据长期养生经验提出"食不过饱"的主张，也就是饮食适度、饥饱适当。其目的是达到营养适宜的程度，使热量和蛋白质的摄入与消耗相适应，避免身体超重或消瘦。人的进食量可以自行调节，当营养不足或病后康复时，进食量应相应增加，以补充机体所需营养，恢复体重。经常称体重是衡量饮食是否适度的可用方法。要判断身体是否超重或消瘦，可用正常男女身高体重表或以身高为基础计算体重的公式来判定自己的标准体重。

油脂要适量

要避免摄入太多的脂肪，特别是含饱和脂肪酸较多的动物性脂肪，因为摄入过多的饱和脂肪酸对大多数人来说，会增加血中胆固醇的含量，而胆固醇是诱发冠心病的主要危险因素之一。但是，就中国大多数人来说，脂肪摄取量并不多，国人平均膳食中脂肪所提供的热量仅占总热量的18.4%，还没有必要限制食用含饱和脂肪酸较多的食物，例如肥瘦各半的猪肉。因为含有饱和脂肪酸较多的食物，一般能提供高质量的蛋白质和许多必需的维生素和矿物质。在中国少数经济发达地区和大城市，有些人脂肪摄入量较多，其所供热量已超过膳食总热量的30%，这些地区的人应当减少脂肪的摄入量，尤其是动物性脂肪，以预防冠心病的发生。

中国营养学会建议，膳食中总脂肪所提供的热量以占膳食总热量的20%～25%为宜，世界卫生组织建议以不超过30%为限。在中国小康水平的食物结构中，预期食用植物油的消费量为每月0.75千克，相当于每日25克，其余油脂来自各种食物，如果食物选择适宜，估计油脂所提供的热量一般不会超过膳食总热量的30%。

粗细要搭配

近代营养学研究结果表明，不能为人体消化酶分解的膳食纤维对人体健康很有益处，它们在人体内不但能刺激肠道蠕动，减少慢性便秘发生的概率，而且对心血管疾病、糖尿病、结肠癌等有一定预防作用。膳食纤维包括纤维素、半纤维素、木质素、果胶等物质，是植物细胞壁的成分。我们每天要吃不同类型富含膳食纤维的食物，如粗粮、杂粮、豆类、蔬菜、水果等；要多吃一些粗米、面和杂粮；少吃精米白面，因为稻米、小麦碾磨太精细，谷粒中所含维生素、矿物质和膳食纤维等营养素大部分流失到糠麸之中，对人体健康不利。

食盐要限量

食盐含钠和氯，这两者都是人体必需营养素。但是，摄取过多的钠盐是诱发高血压的主要危险因素之一，流行病学调查结果表明，钠的摄入量与高血压的发病率成正比。如果高血压患者严格限制钠的摄入量，往往有利于血压的下降，因而食盐不宜多吃。

中国膳食中食盐的用量较多，平均每人每日消费量约9.3克。为了预防高血压，每人每日食用量以不超过5克为宜，原则是"食不过咸"。

三餐要合理

我们要养成合理的饮食习惯，切忌暴饮暴食，少吃零食。每人都要安排好一日三餐，每餐的热量分配以早餐占全日总热量的30%、午餐占40%、晚餐占30%较为合适。当然还要照顾到生活和工作制度，可以对其进行适当调整。要吃早餐，并且吃得好一些，因为上午的工作和学习都比较紧张，营养不足就不能坚持。

地中海饮食金字塔，给健康饮食打个样

地中海饮食是世界公认的健康饮食方式，是一种丰富多样的饮食结构，主要还是以植物品类为主，包括全谷物类制品、橄榄油、水果、蔬菜、豆类、坚果类等。

我们发现的食物以金字塔的形式排列，分为不同组，每种食物都能为人体提供不同的营养和维生素，从而保证均衡、完整的饮食。原则建议尽量以高纤、高钙、抗氧化为主，强调以全谷类供应丰富的维生素和植物蛋白，蔬菜提供维生素、天然果糖及抗氧化物质，橄榄油、油菜籽油来补充好的胆固醇，坚果类提供不饱和脂肪酸，及运用大量天然的香料来取代盐与加工调味料。此外，动物蛋白以鱼和海鲜为主，并且提倡每次食用不宜过量，以小份为佳。

每层食物组，不管摄入量多或少，都是健康生活方式的组成部分。所以，地中海饮食只是推荐应该多吃这些食物，但具体怎么吃，要因人而异。

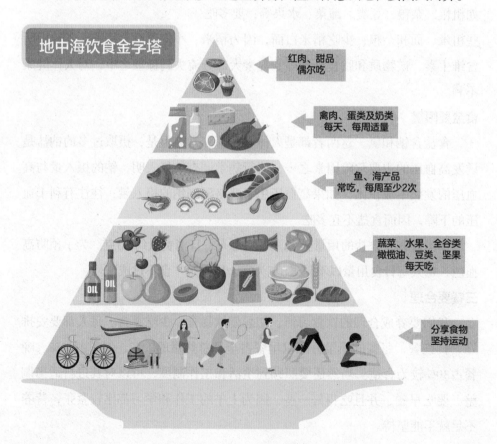

地中海饮食金字塔

红肉、甜品
偶尔吃

禽肉、蛋类及奶类
每天、每周适量

鱼、海产品
常吃，每周至少2次

蔬菜、水果、全谷类
橄榄油、豆类、坚果
每天吃

分享食物
坚持运动

脂肪的 3 种类型

不饱和脂肪酸比饱和脂肪酸健康。它们存在于许多植物性食物中,特别是橄榄油、牛油果、坚果、黄豆。肉类的饱和脂肪酸多于不饱和脂肪酸。

反式脂肪酸常存在于加工食物中,在植物油凝固成"氢化""还原"的植物脂肪后产生。在这一过程中,油中的氢被抽离出来。在快餐食物中,氢化脂肪是入嘴即溶的固体形态,而不是像植物油那样的液体,因此它们能改变加工食品的质地,延长食品的保存期。越来越多的证据表明反式脂肪酸与心脏疾病的发病率升高有关。

当然,还需要每天进行适度的体育锻炼,补充1.5至2升水,不建议用饮料代替水,并保证充足的休息和睡眠,和周围人社交,提高生活质量。

现在我们知道了构成地中海饮食金字塔的食物种类,我们要做的是不仅应该关注食用的食物类型,而且还必须关注食物的新鲜度和安全性,以及注意食物烹饪的方式。

中国人的烹饪习惯中,食用油的占比相对较高,这也是我国居民油脂摄入多的一个原因。因此,对于脂肪的摄入,建议以橄榄油代替常规食用油,同时增加含丰富健康脂肪的食物,比如核桃、南瓜子、杏仁、榛子、牛油果等,以及富含脂肪的鱼类,比如秋刀鱼、沙丁鱼、鳕鱼等。

综上所述,目前的地中海饮食理念,更关注的是推荐一种健康的饮食习惯,而不是一种强制的饮食计划。只要这个习惯,就能帮你完善营养膳食,保持身体健康。

重新学习吃饭——进食有序

生活中,有很多人对营养学了如指掌,非常讲究吃什么,不健康的食品一点不吃,甚至能随口说出一些常用食物的营养成分。然而,这样就健康了吗?也不尽然,因为健康饮食不仅要知道吃什么,还要知道怎么吃;不仅

你要这样吃饭

◆ 一日三餐定时吃，精力充沛身体棒
◆ 进食有序促吸收，血糖平稳没烦恼
◆ 细嚼慢咽好消化，胃肠健康动力足

要知道怎么吃，还要知道吃东西的顺序。

近年来，营养学家们研究发现，进食顺序对健康的影响不亚于食物本身，进食顺序正确，营养欠佳的食物也能被身体利用；反之，错误的进食顺序，也可能把公认的健康食品变成垃圾食品，不仅营养无法被人体吸收，还会对身体造成伤害。

以我们平时的用餐顺序为例。一般来讲，无论是在家还是外出聚会，都是先吃饭菜，再喝汤润喉，最后吃些水果或甜点。其实，从营养学的角度来讲，这种进餐顺序是不利于人体健康的。

先说饭后吃水果。我们知道，饭菜中的淀粉、蛋白质消化起来相对比较慢，而水果消化得则很快，如果先吃饭菜再吃水果，那么消化较慢的饭菜就会堵塞在胃里，影响水果的消化。因此，放下碗筷就吃水果的做法是错误的。

再说饭后吃甜点。我国人的饮食习惯一般以米、面为主食，也就是说膳食中以碳水化合物为主。所以，人体各组织器官的活动，主要依靠糖类食物转化后产生的热量。人体需要的能量大约70%来自糖，没有糖，人的身体机能就会受到影响。正常情况下，人的血液中血糖含量相对稳定，维持细胞正常的生理活动。一般在餐后1小时内，血糖浓度达到最高值，超出了平时血糖的正常值，血糖除供应各组织器官的热量之外，多余的血糖由肝脏转化为糖原储存起来，再剩余下来的糖就在细胞内转化为脂肪贮存，使人发胖。餐后2小时后，血糖才逐渐降至正常。吃饱饭后又吃甜食，如银耳粟米羹、蜜汁百合羹等，这些糖类食物被摄入后，因多为葡萄糖、果糖及蔗糖，会迅速被吸收入血，使机体本来较高的血糖水平更加升高，从而使更多的糖转化为脂肪。现实生活中，很多小儿肥胖症就是这个习惯造成的。

另外，饭后喝汤也是一种有损健康的吃法。一方面，本就已经吃饱了，再喝汤容易导致食物摄入过多，造成肥胖；而且，最后喝下的汤会把原来已被消化液混合得很好的食糜稀释，影响食物的消化吸收。

总之，进食顺序影响着人体健康，我们在平时一定要科学进食。

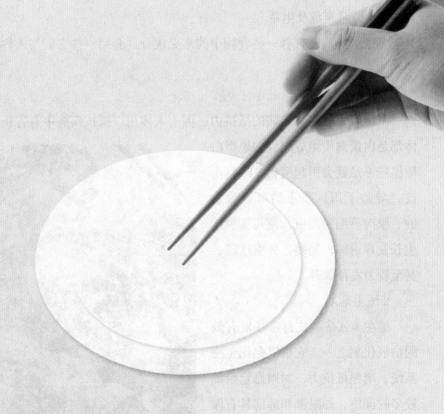

第二章

食物改造健康，
吃对不用药方

找到你的完美膳食

食物是适用于所有人的良药

如果人体是一台机器，食物就是保证这台精密机器正常运转的动力。食物的数量和质量得不到保证，导致营养供给不足，势必影响身体健康，影响情绪和精力。同时，医学专家研究发现，食物营养成分与许多疾病的发生都有直接或间接的关系，缺铁会患贫血，缺碘会导致甲状腺肿大，缺维生素D和钙质会患骨质疏松等。营养不良，机体免疫力降低，就会增加传染病的患病率。营养不平衡则往往成为肥胖、心血管疾病及某些肿瘤的诱因，严重影响人体健康，甚至危及生命。

下面，我们就选择一些食物中的常见成分，介绍一些它们与人体健康的关系。

1.蛋白质

蛋白质可增强对疾病的抵抗力，因为人体用以抵抗疾病中有害物质的抗体都是由蛋白质组成的。如果蛋白质供应不足就会引起消化及吸收不良，导致下泻，严重的可导致水肿、肌肉萎缩和贫血，使儿童少年生长发育迟缓，消瘦，体重过轻，甚至智力发育障碍。

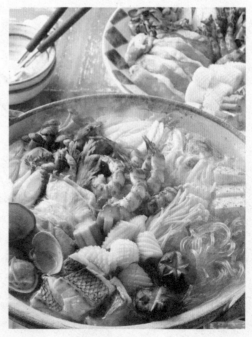

2.维生素A

维生素A是对抗自由基最有效的抗氧化剂之一，它可以强化免疫系统，增强抵抗力，对微血管组织较多的部位，如眼部和肺部具有保护功效，参与人体视感细胞的合成，保持角膜润滑及透明度，促进眼部组织健康，同时对生殖系统有保护作用。

3.维生素B_1

维生素B_1参与糖类代谢，产生能量。如果维生素B_1缺乏，则易患脚气病、神经炎、手脚麻木等病。

4.维生素B_5（泛酸）

它参与食物释放能量和脂肪的新陈代谢，应付压力，促进消化功能正常。如果维生素B_5缺乏，会导致消化道功能障碍、肠胃炎症、十二指肠溃疡、抑郁、焦虑等病症。

5.叶酸

叶酸参与三大营养素的新陈代谢，维持细胞的遗传基因（DNA），调节细胞分裂。如果叶酸缺乏，则会导致贫血、胃肠功能紊乱、生长发育不良、胎儿神经管畸形、心脑血管等疾病。

6.生物素

生物素参与糖类新陈代谢及脂肪、蛋白质的合成，协助细胞生长，营养头发和皮肤健康。缺乏生物素会导致脱发、皮炎、湿疹。

7.钙

钙与调整心脏功能以及收缩、松弛肌肉等功能有关，并且担任神经的传导功能和抑制兴奋等，有抑制焦躁的作用。对中国人来说，钙是一种呈现慢性摄取不足的营养素，原因在于日常饮食摄取的钙，在人体内难以被吸收。

8.镁

镁帮助血液循环及舒缓神经，维持正常的肌肉、心肌和神经活动；有助于人体对钙的吸收和利用，有效预防及改善骨质疏松，有利于蛋白质、脂肪代谢，以及DNA的组成；防止钙在软组织中沉淀，减少肝、胆、肾结石。

9.钾

钾与钠合作，可维持细胞的渗透压，有助于稳定体内的状态。由于人体将钠排出之后，有降低血压的作用，所以钾是能有效预防高血压的营养素，而且还有消除手脚浮肿的功效。

大量流汗时，钾会随着汗水一起流出，这就是造成夏日倦怠症的原因。因为钾能溶于水，所以用清汤或炖煮的方式烹调，食物会流失相当多的钾。

10.磷

约有80%的磷与钙结合，形成骨骼和牙齿的主要成分。其余的15%则存在于脑、神经和肌肉等各种组织中。

磷和钙的理想比例为1：1，东方人的钙摄取量不足，而加工食品和饮料中含有丰富的磷，因此磷的摄取量比钠多了约2倍。磷和钙的平衡一旦被打破，会给骨骼带来不好的影响。

11.锰

锰和钙、磷同为骨骼钙化所需的元素，与使骨骼和关节强健的结合组织的合成有关，是孩子发育期不可缺少的元素。

锰是使碳水化合物（糖类）、蛋白质、脂质进行代谢的酵素成分，有助于能量的制造和蛋白质的合成。此外，锰还是分解活性氧的酵素构成成分，也与胰岛素的生成和性功能有关。

12.铜

人体内含有100~150毫克的铜，是利用铁来制造红细胞中的血红素时所需的营养素。只有铁而缺铜时，人体无法正常制造血红素，会产生贫血。铜对于骨骼的形成，以及强化血管壁的胶原蛋白和弹力蛋白的生成，都能产生作用。

此外，发色和肤色的黑色素生成需要酪胺酸，而铜也是活化酪胺酸这种酵素不可缺乏的元素。

值得注意的是，食物中并非所有成分都是营养，也有很多毒素，在日常饮食过程中一定要多加注意。

适合中国人的饮食结构

一方水土养育一方人，反过来，"一方人"要想获得健康就要遵循"一方水土"的规律，遵循自身的特点。依均衡营养而论，中国人和西方人就不能一概而论，这既取决于双方饮食习惯的差异，同时也取决于各自体质的特点。

根据我国传统膳食的优缺点和平衡营养的需求，我们补充营养时应该遵循以下膳食结构。

1.多吃蔬菜、水果和薯类

蔬菜、水果和薯类都含有丰富的维生素、矿物质、膳食纤维和其他生物活性物质。红、黄、绿等深色蔬菜中维生素含量超过浅色蔬菜和水果，而水果中的糖、有机酸及果胶等又比蔬菜丰富。由丰富的蔬菜、水果和薯

老年人健康饮食十要点

◆质量要好　　　◆饭菜要香
◆数量要少　　　◆菜肴要淡
◆蔬菜要多　　　◆饭菜要烂
◆水果要吃　　　◆饮食要热
◆食物要杂　　　◆进食要慢

类组成的膳食，对保护心血管健康、增强抗病能力、预防某些癌症等有重要作用。

2.吃适量的鱼、禽、蛋、瘦肉，少吃肥肉和荤油

鱼、禽、蛋及瘦肉是优质蛋白质、脂溶性维生素和某些矿物质的重要来源，应适量摄入，但不要多吃，否则对健康不利。特别要控制肥肉、荤油的摄入量。

3.吃清淡、少盐的膳食

膳食不应太油腻、太咸或含过多的动物性食物及油炸、烟熏食物。每人每日食盐摄入量以不超过5克为宜。吃盐过多会增加患高血压病的危险。

4.常吃奶类、豆类或其制品

奶类含钙量高，是天然钙质最好的来源，也是优质蛋白质的重要来源。豆类含丰富的优质蛋白质、不饱和脂肪酸、钙及B族维生素，经常吃豆类食物，既可以改善膳食的营养素供给，又可以防止吃肉类过多带来的不利影响。

5.谷类为主好处多多

谷类食物是我国传统膳食的主体，是人体能量的主要来源，它能提供人体碳水化合物、蛋白质、膳食纤维及B族维生素等。在各类食物中应当以谷类为主，并需注意粗细搭配。

6.饮酒应限量

白酒除能量外，不含其他营养素。无节制地饮酒，会使食欲下降，食物摄入减少，以致发生多种营养素缺乏，严重时还会造成酒精性肝硬化。

中国人最容易缺少的矿物质

矿物质与维生素一样，身体无法合成，必须由食物来提供。矿物质在人体中含量非常少，但是其在维系健康与活力方面却是举足轻重的。不少矿物质是酶的必需成分，并能参与调节多种生理功能（如维持渗透压、氧转运、肌肉收缩、神经系统完整性），同时也是组织和骨骼的生长及维持所必需的。缺乏矿物质会使很多的酶失去或减弱作用，引起蛋白质、激素、维生素的合成和代谢障碍，对人体的生长发育、新陈代谢、组织呼吸、氧化还原过程、造血、成骨、精神及神经功能、智力发育等一系列重要的生命现象，造成严重影响。

从实用营养学的观点出发，中国人比较容易缺乏的元素是钙和铁，在特殊地理环境或其他特殊条件下也可能造成镁、钠、钾、锌的缺乏。

钙

钙是个很重要的矿物质，它不只跟我们的骨骼有关，还跟我们心脏、肌肉、神经系统的正常运作大有关系。人体内的钙在骨骼中扮演了一个重要角色，当我们摄食足够的钙时，钙会平衡储存于血和骨骼中。但是，当钙摄入不足，或是心脏或其他器官消耗钙时，我们的身体就会从骨骼中索取所需的钙。这样一来，人体骨骼就会变得脆弱，时间一长，就会导致骨质疏松。缺钙时，牙齿容易被蛀坏，骨骼也不够坚韧。遇到这种情况，必须补钙，并且钙与维生素D要同时补充。

钙缺乏常常是由于维生素D缺乏所引起，维生素D协助促进钙吸收，因此，补钙时应同时补充维生素D。成长中的儿童、妊娠和哺乳期以及绝经后的妇女，对钙的需要量增多，因此需要多加摄取。人工喂养的婴儿，在食用高蛋白和高磷膳食时，需要增加钙的补充。当前，最常用的补钙剂有无机钙、有机钙、天然钙和新型钙。

奶和奶制品是食物中钙的最好来源，不但含量丰富，而且吸收率高，是婴幼儿最佳钙源。蔬菜、豆类和油料种子中也含有较多的钙。在儿童与青少年膳食中加入骨粉、蛋壳粉也是补充膳食钙的有效措施。亚洲人缺钙的比例高达80%～90%，因此我们必须注意钙的补给。相关医学研究表明，我国居民每天对钙的需求很大，成年男女为600毫克，孕妇1500毫克，乳母2000

毫克，10岁以下的儿童为600毫克，10～13岁的青少年为800毫克，老年人为1000～1200毫克，生长发育期的儿童，每千克体重的需钙量是成人的2倍以上。

铁

铁是人体红细胞的重要组成部分，缺铁性贫血是最常见的血液病。贫血症的定义是指身体不能产生足量的红细胞和血红素。如果只是因缺铁而引起的贫血，红细胞的数目往往是正常的，但是红细胞缺乏血红素。因此，这类贫血患者就不能得到充足的氧气供应，精力也就随之降低了。缺铁性贫血会影响婴幼儿智力发育、免疫功能、消化吸收功能和肌肉运动功能，使婴幼儿体格发育出现障碍。它还会引起口角炎，口腔黏膜溃烂、舌炎和指、趾甲改变等。近来研究表明，缺铁还可导致耳蜗血管萎缩和螺旋神经节退化，从而引起耳聋。

铁在体内可被反复利用，排出量很少。成年男性每日损失约1毫克，女性特殊情况下为2毫克。考虑到食物中铁的吸收率较低，常以吸收率10%作为估计值，则每日合理摄入量10毫克。铁摄入量过多会增加细菌感染的机会，并抑制肠内其他微量元素，如锌、镁的吸收，锌镁的缺乏和婴儿猝死综合征有关。

含铁量高的食物有肝脏、鸡蛋、豆类、绿叶蔬菜、小麦面包等。

镁

镁是骨骼的重要成分之一，并参与体内能量的转移。与钙一样，镁也能保护人的神经系统。人脑或神经、肌肉的活动都需要镁的参与。当镁稍有缺乏时，人就会变得烦躁、紧张、敏感、激动、冲动等，继续缺乏或延续时间过长，会造成抽筋、颤抖、脉搏异常、失眠、肌肉衰弱等更严重的现象。严重缺镁时，人脑也会受影响，思路不清、定向能力发生障碍等。有些人还会精神抑郁，产生幻觉。如果服用适量的镁后，这些现象自然会消失。镁有矫正肌肉衰弱的作用，可使膀胱的括约肌增强，控制尿的排泄，所以，可想而知，缺乏镁还会造成怎样的难堪。此外，镁还可以缓解人体的神经紧张，使皮肤变得更加美丽。

缺乏镁并不容易被诊断出来，大部分镁存在于细胞内，在血液中很难被查出来。经调查，凡吃利尿剂、抗生素类药物，或是患肌肉衰弱、癫痫、腹泻、糖尿病、脱屑性肾炎的人，细胞内含镁量都很低。镁的食物来源有黑芝麻、巴旦木、大豆、花生仁、腰果、核桃、小麦胚粉、黑米、红豆、烤蚕豆、豌豆、苋菜、螺等。成人每日应摄入350毫克的镁。

锌

锌在人体中的作用是促进生长、性器官的发育和伤口愈合，参与皮肤、毛发、指甲以及口腔黏膜等多处位置的修补。锌也是身体组织及体液的必需元素，参与DNA、RNA、组织蛋白的合成与修补。

动物食品锌含量高，海产品是锌的良好来源，奶和蛋次之，蔬菜、水果含锌量少。具体而言，牡蛎、谷类、坚果类含锌量颇丰。另外，动物肝脏、牛肉、蟹、乳制品、核果类、豆类亦是锌的良好来源。

电解质——钠、钾

为何称其为电解质呢？是因为这些离子可以在水中导电，钠、钾的功能包括：维持体内血液、体液酸碱平衡；维持体内水分平衡及渗透压的稳定；维持正常生长。

钠、钾食物来源有酱油、沙拉酱、食盐、水果、果汁、腌渍食品、豆类、蔬菜等。成人每日合理摄入量钾为2000毫克，钠为2200毫克。血液中钾浓度低于3毫摩尔/升时，出现四肢肌肉无力的症状，低于2.5毫摩尔/升就会瘫痪。

找到你的最佳营养摄取量

我们需要的营养相同，但是数量上有所不同，具体取决于我们的年龄、性别和其他因素。比如妇女在妊娠和哺乳期间大部分种类的营养都需要较多。

每日膳食中营养素供给量（以下简称供给量）是作为保证正常身体健康而提出的膳食质量标准，作为设计和评价群体膳食的依据，并作为国家和地方制订发展食品经济计划和指导食品加工的参考。营养素供给量与营养素需要量不同。需要量是指维持身体正常生理功能所需要的数量，低于这个数量将对身体产生不利影响。供给量则是在正常生理需要的基础上，还必须考虑群体中存在的个体差异以确保群体中的绝大多数人都能得到所需的营养素数量。显然，供给量要比需要量充裕。所以用供给量评价某群体的膳食质量时，如果摄取的营养素平均值低于供给量，仅表示群体中的一些个体可能营养素摄入不足；相差愈多则摄入不足的人数比例愈大。对于个人而言，由于供给量已保证其营养需要，故极少可能发生需要量超出供给量标准的情况。因为供给量高于需要量，在应用于个人时应该考虑做适当调整。但是，如果个人长期地摄入营养素量过低，也将有营养缺乏的危险。

供给量标明"每日"是为了使用方便，并不表示必须每日按量进食。若某日摄食不足，可以在以后数日的进食中补偿。在正常情况下，人体有一定

每日膳食中营养素供给量（参考表）

类别	能量 （千焦）	蛋白质 （克）	脂肪 （脂肪能量占总 能量的百分比）	钙 （毫克）	铁 （毫克）	锌 （毫克）	硒 （微克）
成年	男/女	男/女	不分性别	男/女	不分性别		
极轻劳动	10 056/8 799	70/65		800	12/18	15	50
轻	10 894/9 637	80/70		800	12/18	15	50
中	12 570/11 313	90/80		800	12/18	15	50
重	14 246/12 570	100/90		800	12/18	15	50
极重	16 760/-	110/-		800	12/-	15	50
孕妇							
(4～6个月)	838	+15	25 ～ 30	1 000	28	20	50
(7～9个月)	838	+25		1 500	28	20	50
乳母	3 352	+25		1 500	28	20	50
老年							
60～70岁							
极轻劳动	8 380/7 123	70/60		800	12	15	50
轻	9 218/7 961	75/65		800	12	15	50
中	10 475/8 800	80/70		800	12	15	50
70～80岁							
极轻	7 542/6 704	65/55		800	12	15	50
轻	8 380/7 542	70/60		800	12	15	50
80岁以上	6 704/5 866	60/55		800	12	15	50

的必需营养素的储存，必要时能够动用其以维持正常的生理功能。机体也有很好的调节机制和适应能力，在短期食物摄入不足时人体内仍有储备、减少消耗的调节功能。但较长期的摄入不足，必将耗尽体内的储备，易导致营养缺乏病发生。

制定供给量时应考虑到中国居民的膳食特点，即以谷类食物为主，动物性食品消费量少。有的营养素吸收利用率低，如铁；有的营养素在烹饪中极易损失，如维生素C；蛋白质的质量差等，所以规定的供给量较高。实践证明，这些数值是能够达到的。有些营养素的食物来源不丰富，如钙、维生素B_2，规定的供给量已能满足生理需要，但不易达到。希望在调配膳食时尽量选取多种食物，以求达到供给量标准。

膳食宝塔的食物互换表

人们吃多种多样的食物不仅是为了获得均衡的营养，也是为了使饮食更加丰富多样，以满足人们的口味享受。假如人们每天都吃同样的50克肉、40克豆，难免久食生厌，那么合理营养也就无从谈起了。宝塔包含的每一类食物中都有许多的品种，虽然每种食物都与另一种不完全相同，但同一类中各种食物所含营养成分往往大体上近似，在膳食中可以互相替换。应用平衡膳食宝塔应当把营养与美味结合起来，按照同类互换、多种多样的原则调配一日三餐。同类互换就是以粮换粮、以豆换豆、以肉换肉。例如大米可与面粉或杂粮互换，馒头可以和相应量的面条、烙饼、面包等互换；大豆可与相当量的豆制品或杂豆类互换；猪瘦肉可与等量的鸡、鸭、牛、羊、兔肉互换；鱼可与虾、蟹等水产品互换；牛奶可与羊奶、酸奶、奶粉或奶酪等互换。

多种多样就是选用品种、形态、颜色、口感多样的食物、变换烹调方法。例如每日吃50克豆类及豆制品，掌握了同类互换多种多样的原则就可以变换出数十种吃法。可以全量互换，全换成相当量的豆浆或熏干，今天喝豆浆，明天吃熏干；也可以分量互换，如1/3换豆浆，1/3换腐竹，1/3换豆腐，早餐喝豆浆，中餐吃凉拌腐竹，晚餐再喝碗酸辣豆腐汤。表1、表2、表3和表4分别列举了几类常见食物的互换量供大家参考。

表1：豆类食物互换表（相当于40克大豆的豆类食物）

食物	重量（克）	食物	重量（克）
素鸡、素火腿	80	豆浆	640～680
腐竹	35	黄豆	40
豆粉	40	素什锦	100
北豆腐	120～160	青豆、黑豆	40

表2：谷类食物互换表（相当于100克米、面的谷类食物）

食物	重量（克）	食物	重量（克）
糯米、小米	100	挂面	100
手擀面	120	玉米面、玉米糁	100
饼干	100	馒头、花卷	160
鲜玉米	120～160	青豆、黑豆	140
窝头	140	南豆腐	150

表3：肉类互换表（相当于100克生肉的肉类食物）

食物	重量（克）	食物	重量（克）
瘦牛肉	100	猪排骨	160~170
鸡翅	160	酱鸭	100
鸡肉	100	瘦羊肉	100
香肠	85	牛肉干	45

表4：乳类食物互换表（相当于100克鲜牛奶的乳类食物）

食物	重量（克）	食物	重量（克）
酸奶	100	奶酪	12
奶片	25	乳饮料	300
全脂奶粉	13～15	脱脂奶粉	13～15

吃一顿健康理念餐

能量平衡：比例合理更重要

人体需要能量以供代谢、生长、泌乳、维持体温和从事体力活动等的消耗，制定能量的供给量主要是依据体力劳动的强度。对于儿童、青少年、孕妇、乳母则要保证其生长、发育等生理需要。

能量供给量不同于营养素供给量，它是根据不同劳动人群和不同年龄人群的平均能量需要制定的；而营养素供给量则是不同人群需要量的高限，以保证绝大多数人的营养需要。这是因为能量摄入超出身体需要时，将以体脂的形式储存于体内，导致超重或肥胖。当人体摄入的能量不足时，将消耗体内成分导致人体消瘦。所以体重应是评定膳食能量摄入适当与否的重要标志。

在正常情况下，人体的能量需要与其食欲相适应。正常食欲得到满足时，其能量需要一般也可以得到满足，以保证成人的体重可以维持不变，儿童、青少年的生长发育正常。

劳动强度

由于现代生产工具的不断革新和机械化、自动化程度的日益提高，确切地划分劳动强度等级比较困难。以下概括地举例说明某些工作大概属于何种劳动。在实际分级时，还应按当时的具体情况进行划分。

极轻劳动是以坐着为主的工作，如办公室工作、组装和修理收音机与钟表等工作，业余可有一定的文体活动。

轻劳动是以站着或少量走动为主的工作，如店员售货、一般实验操作、教员讲课等。

中等劳动如学生的日常活动、机动车的驾驶、电工安装、金工切削等。

重劳动如非机械化农业劳动、炼钢、舞蹈、体育运动等。

极重劳动如非机械化的装卸、伐木、采矿、砸石等劳动。

不同人群每日每千克体重所需热量（千卡／千克）

体型	卧床休息	体力劳动类型		
		轻体力劳动	中体力劳动	重体力劳动
		办公室员	学生、体育活动	农民
		教师	司机、外科医生	建筑工人
肥胖／超重	15	20~25	30	35
正常	15~20	25~30	35	40
消瘦	20~25	35	40	40~45

生理状况

儿童和青少年正在生长发育时期，身高、体重和劳动量皆与日俱增。所以能量的供给量应随之增加才能满足其生长发育的需要。中年以后，基础代谢率逐渐下降，活动量逐渐减少，因而能量供给量应适当降低，避免发胖。

孕妇和乳母的能量供给量在其当时的劳动情况下适当增加，可以保证胎儿及婴儿的正常发育。乳母所增加的能量供给量是补偿分泌乳汁中的能量。

气候和体型

由于衣着的变化和居住条件的改善，一般认为气候对人体能量需要的影响不大；只有在较长时间地处于寒冷或酷热气候中的人才需要做适当调整。

体型不同的人，其基础代谢率不同；同时活动时相应地要增加（或减少）其能量消耗。为了避免超重（肥胖）或低重（过瘦）的偏差，应以在一定身高时的体重正常与否为准。

碳水吃多少，体力消耗量是重要参照

碳水化合物这类营养物质种类繁多，可以在大多数食品中找到。它包括单糖和合成形式的糖，比如淀粉（包含在面包、谷物以及一些蔬菜和水果中），后者在消化过程中被分解而成为单糖。我们所吃的食物中所含的单糖和淀粉的主要作用是提供能量。单糖中的葡萄糖用来满足人体对能量的需求，而我们的肌肉却将葡萄糖用于短时间的运动消耗。同时，肝和肌肉还将我们饮食中摄入的少量单糖储存起来，这些储存下来的便被称为糖原。在长时间的运动之后，肌肉中的糖原储存必须得到补充。每克淀粉大约提供17千焦的热量。健康专家们认为，我们应当从碳水化合物中获取人体所需的大部分（大约60%）热量。此外，我们每个人对热量的需求量还应视年龄、性别、体型和运动量大小而定。

不同于其他种类的碳水化合物，纤维（一种包含在麦麸、水果、蔬菜和豆类中的物质）是一种不易为我们人体所消化的复合碳水化合物。虽然它不易被消化，但对人体健康却是至关重要的。营养专家们建议，每天应当摄入25～30克的纤维。

单一碳水化合物（糖类）

糖类使食品产生甜味。它们是一个一个的小分子，形式多样，可以在很多食物中找到。一些糖类是在食物中天然存在的。比如果糖，这种单糖给水果以自然的甜味。

蔗糖是最为常见的单一碳水化合物。一个环状的蔗糖分子，事实上是由一个果糖分子和另一种被称为葡萄糖的单糖分子化合在一起的。糖类中，果

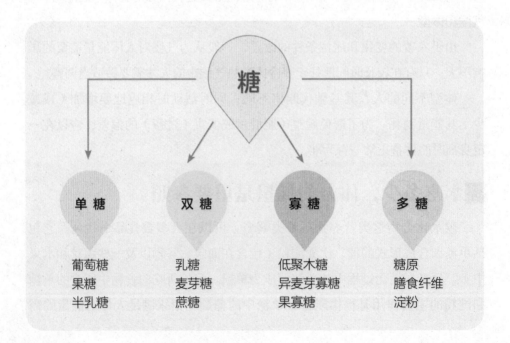

糖和葡萄糖因为它们的单环分子结构被归为单糖，而双环分子结构的糖，比如蔗糖，被归为双糖。另一种双糖，使奶类略微产生甜味的乳糖，是由葡萄糖和另一种被称为半乳糖的单糖结合而成的。如果人不能把乳糖消化分解成它的组成物质，就会导致乳糖不耐受。

常见食品中的"潜在"糖分

食品	量	含糖量
含糖碳酸饮料	350 毫升	40 克
冰激凌	1 杯	40 克
加糖麦片	1 杯	15 克
果酱、果冻	1 汤勺	10 克
蜂蜜	1 茶匙	5 克
红糖	1 茶匙	5 克
蔗糖	1 茶匙	5 克

我们食用的蔗糖是从甘蔗和甜菜中提取而来的。作为很多精制食品或加工食品的一种配料，蔗糖在增加食品营养价值（仅以热量的形式）、风味和口感的同时，还帮助保持食品的水分。如今，蔗糖主要被用来为碳酸饮料、其他果味饮料（不包括果汁）、糖果、糕点增甜。糖类也经常以高果糖的玉米糖浆的形式为人们所食用，这是最常见的食用形式之一。高果糖玉米糖浆常被用来为苏打水、果味饮料（不包括果汁）、冰激凌、糕点增甜。其他形式的蔗糖包括红糖、枫糖、糖蜜和粗糖。

一些食品含有的糖分是在加工过程中添加的。我们平时应当试着减少含糖量高的食品的摄入频率和摄入量。对照上面这张表格，当遇到比较类似的食品，选择食用含糖量较低的食品。给食品加糖时更要多多控制。

糖分添加较多的食品，通常其一些重要的营养物质比如维生素和矿物质等的含量较低。不幸的是，我们经常食用这类食品，而不是食用营养更为丰富的比如水果、蔬菜、低脂高谷类产品。这样不仅使得我们难以获取很多重要的营养物质，而且还会导致我们体重增加。

糖分摄入量的增长还有一个原因，就是低脂形式的甜点和零食比如曲奇、蛋糕、冷饮等的增多。通常情况是，这些食品中含有大量的糖分，因为脂肪含量被降低后，需要糖分来弥补口味上的不足。我们摄入的那些可以长期黏附在牙齿上的糖类，还会加速牙齿的腐蚀。

因此，应当少吃含糖量高或者含糖量和含脂肪量均高而其他营养物质含量低的食物。相反地，含有天然果糖的新鲜水果或者含有乳糖的低脂酸奶可以使我们在摄入维生素和矿物质的同时，获取食物中的其他有益健康的成分，但这些成分可能还没有被我们所发觉。

复合碳水化合物

复合碳水化合物几乎仅能在植物性食品中找到，它是多个单糖葡萄糖分子的长链状结合。植物中的复合碳水化合物可以被分为两类：淀粉和纤维。

淀粉主要存在于谷物、某些水果、蔬菜、豆类和坚果中。它为新发芽的植物提供能量。纤维是一种较为粗糙的物质，它通常构成植物的种子外壳或者存在于植物的其他部分。淀粉可以被我们的人体分解成其组成成分——葡萄糖，从而用来提供能量，而纤维则不然。每克淀粉提供17千焦的热量，而纤维（有时被称为非营养性纤维）则不提供能量。因此，淀粉在我们饮食中的主要作用是像糖类那样提供能量。

日常饮食中的纤维				
不可溶性纤维			可溶性纤维	
花生	韭菜	西蓝花	豆类	水果和蔬菜

注：纤维没有什么营养价值，但在消化过程中有重要作用。可溶性和不可溶性纤维同样重要。有些植物性食物含两种纤维，例如苹果皮含不可溶性纤维，而苹果肉富含可溶性纤维。

纤维事实上是一种广泛存在于水果、蔬菜、豆类和谷物外层的物质。科学家们将纤维分为两类，一类是不可溶性纤维，即不能溶于水的纤维；另一类是可溶性纤维，即可以溶于水的纤维。不可溶性纤维也被称为粗纤维，包括可以在许多水果、坚果和一些谷物中找到的纤维素、半纤维素和木质素。可溶性纤维包括可以在水果中找到的胶质和可在一些谷物和豆类中找到的酯类。

富含纤维的饮食，应当包括大量的全谷类食品、豆类、新鲜的蔬菜和水果，这些食品可以降低很多疾病的发病率。营养学家对膳食纤维在维护人体健康方面的作用的研究还只是处于起步阶段。纤维可以清理消化系统中无用的致癌物质，保持消化道清洁，预防消化道疾病。纤维还可以增加饱腹感，防止过度饮食，预防体重增加。富含纤维和富含碳水化合物的饮食可以降低血清中的胆固醇，降低血压，预防冠心病和一些癌症。但这不意味着仅服用一些纤维片就足够了。研究结果已经表明，食用水果、蔬菜、全谷等高纤维食品，是更有益的纤维摄入方法。结合其他的一些研究结果，我们可以知道，上述食品中除了含纤维，还有维生素、矿物质和其他组成物质，它们都在促进人体健康上起着各自的作用。

我们可以从碳水化合物中摄取大部分（大约60%）的能量，而这种碳水化合物最好是来自全谷类、蔬菜、水果和豆类等食物中的复合碳水化合物。这些食品同时也是纤维、主要的维生素、矿物质和其他植物化学元素的良好来源，而且往往脂肪含量较低。

为了尽可能地获取纤维的潜在益处，我们应当从各种食品中摄入复合碳水化合物。虽然研究也表明，我们的碳水化合物的摄入量在增加，但来自全谷类食品的仍然很少，部分原因是因为很难界定什么是全谷食物。

天然含有纤维的食品或者添加了纤维的食品被允许在它们的成分表中加以标注。但是，那些用来表明含有纤维的用词，它的意思是什么呢？当你在一张食品标签上看到"高纤维"时，它指的是每份（按营养成分表而定）该种食品中含有5克或更多的纤维。每份含有2.5～4.9克纤维的食品，可以称为纤维的"良好来源"，而每份含有至少2.5克纤维的食品可以在标签上标明"添加纤维"或"更多纤维"。

一日饮食中的碳水化合物		
组合 1	组合 2	组合 3
1 小碗麦片	2 片面包	1 碗玉米片
4 片全麦面包	1 个大土豆（175～225 克）	4 片不含麸质的面包
175 克蒸土豆	1 份面食	1 个中等大小的土豆
1 张胡萝卜饼	1 片粗粮饼干	175 克米饭
1 个梨、1 个桃和 1 块甜瓜	1 根香蕉、1 个苹果和 1 个橙子	2 个香蕉和 1 个橙子

注：表中建议的食物组合能提供一般人每天所需的碳水化合物。前两组适合普通人食用，最后一组适合对麸质不耐受的人食用。

蛋白质是身体的建筑师，肉蛋奶一定要吃够

蛋白质是我们饮食的重要组成部分。蛋白质是由较大的复合分子组成的错综复杂的珠链状体。链上的每一个"珠子"是由一组被称为氨基酸的更小的分子组成的。氨基酸是由碳、氧、氮和氢组成的，有些氨基酸还含有硫。

利用饮食中摄入的氨基酸，身体可以产生5万多种不同的蛋白质。这些蛋白质是我们皮肤、毛发、指甲、细胞膜、肌肉和结缔组织的主要组成元素。胶原质是我们皮肤的主要成分，能防止外来物质的入侵。细胞膜上的蛋白质决定哪些物质可以进出细胞。我们的肌肉，包含了整个人体65%的蛋白质，为我们的身体定型和提供力量。在结缔组织比如肌腱、韧带和软骨内的蛋白质，一方面可以使我们的骨架良好运作，另一方面构成人体的内部器官，同时还可以保持内部器官的位置。血液中的蛋白质把氧带到各个细胞，并带走二氧化碳和其他废弃物。肌肉、结缔组织和血液中的蛋白质占据了人体内蛋白质的大部分。其他蛋白质，比如酶，可促进新陈代谢。此外，还有些蛋白质和氨基酸是激素或者是影响神经系统的化学物质，这些物质在整个人体中传递信息，同时调节整个新陈代谢的进程。

我们的身体在生长的过程中必须制造和储存大量的蛋白质。因此在生长期，身体对蛋白质的需求量很大。即使是在非生长期，人体内每种蛋白质都

是有其一定的存在期限，必须及时得到补充。因此，人体对蛋白质的需求永无止境。

氨基酸分类

必需氨基酸		非必需氨基酸	
异亮氨酸	苏氨酸	丙氨酸	组氨酸
亮氨酸	色氨酸	丝氨酸	丙氨酸
赖氨酸	缬氨酸	天门冬氨酸	酪氨酸
蛋氨酸		谷氨酸	胱氨酸
丙氨酸		脯氨酸	精氨酸
		羟基脯氨酸	甘氨酸

注：组成所有蛋白质的20种氨基酸中，有8种被认为是必需的，因为它们不能为我们人体自身所产生，而必须通过食物来获取。

组成蛋白质的所有氨基酸中，有8种被认为是必需的，因为它们不能为我们人体自身所产生，而必须通过食物来获取。而其余的被认为是"非必需的"，因为如果需要的话，我们的身体可以制造足量的此类氨基酸。不过，通过多样而均衡的饮食，这些氨基酸是很容易为人体所获取的。

大部分食物含有蛋白质，其中有一些是相对较好的蛋白质来源。所谓的"完全蛋白质"，含有用来合成人体所需的蛋白质的所有必需氨基酸。完全蛋白质的最佳来源是瘦肉和禽肉、鱼、奶制品和鸡蛋。

谷类和麦类食物是蛋白质的优良来源，但是因为这些蛋白质往往缺少一种或两种必需的氨基酸，它们便被称为"不完全蛋白质"。玉米中的蛋白质，其赖氨酸和色氨酸的含量很低。小麦中的蛋白质同样也是赖氨酸含量很低。相反，豆类中赖氨酸的含量很高，但蛋氨酸的含量低。豆类中，黄豆所含的蛋白质是最为完整的。

当我们吃谷类和豆类而不是动物性食物（我们饮食中更为常见的蛋白质来源）时，我们可以获得更多的健康裨益。因为除了含有蛋白质以外，全谷食物和豆类更富含维生素、矿物质、纤维和其他有益健康的物质。动物性食物中含很高的饱和脂肪酸，这些脂肪与很多疾病相关，而谷类和豆类中恰恰没有这样的危险物质。

并不像很多人想象的那样，多吃食物蛋白质甚至摄入超过专家建议的量，便可以使肌肉长得更结实。我们身体不会储存多余的蛋白质。如果我们摄入的蛋白质多于我们用来补充日常消耗的氨基酸所需的量的话，多余部分将转化成脂肪囤积下来。由于我们对蛋白质的需求主要取决于体型的大小，所以随着身体的快速生长，人体对蛋白质的需求量就会增加。因此，专家对蛋白质的摄入量的建议是基于人的年龄来给出的，同时，孕妇和哺乳期妇女比普通的成年人对蛋白质的需求量稍大些。专家给出的摄入量基本可以满足所有的健康人群对蛋白质的需求。如果过量食用高蛋白食品如肉类和奶制品，会使得人体在吸收蛋白质的同时吸收过量的饱和脂肪，这也就增加了冠心病和某些癌症的发病率。

闻油色变的我们，不能忽视油的质量

脂类是人体重要的营养素，是生命活动不可或缺的物质。但是，脂肪摄取过多，会在体内积累，使体重增加，引起肥胖。肥胖者易患动脉硬化、高血压、糖尿病以及胆石症，甚至形成脂肪肝。多不饱和脂肪酸会破坏生物膜的结构，影响细胞功能，促使机体衰老。流行病学调查资料证实，高脂肪膳食与肠癌、肝癌、子宫癌、乳腺癌发病有一定关系。因此，重视合理的脂类营养，对于防止疾病和衰老都有重要意义。

脂肪酸的分类

从营养的角度讲，可把脂肪酸分成"必需脂肪酸"和"非必需脂肪酸"两种。在食物所含的二十余种脂肪酸中，大多数脂肪酸在人体内可自行合成，不一定非得从食物中摄取，而有两种脂肪酸在人体内不能自行合成，要从食物中摄取才能满足人的生长需要，称这两种脂肪酸为"必需脂肪酸"。它们是：亚油酸、α-亚麻酸。必需脂肪酸都是不饱和脂肪酸，所以含有较多必需脂肪酸的脂肪其溶点都比较低。换句话说，必需脂肪酸多含在常温下为液态的脂肪中。必需脂肪酸的营养价值非常高，应该合理摄取。

脂肪的食物来源

脂肪的摄入量用占膳食总能量比例计算，中国营养学会推荐摄入量中，成年人脂肪的摄入量占总能量的20%～30%。其中饱和脂肪酸、单不饱和脂肪酸、多不饱和脂肪酸之比以1∶1∶1为宜。胆固醇的摄入量不超过300毫克。

高脂肪含量的食物			
食物	全部脂肪（克）	代脂（克）	热量（千焦）
花生（75克）	18	3	880
花生酱（2汤匙）	16	3	796
冰激凌（100克）	12	7	754
全脂牛奶（250毫升）	8	5	629
低脂牛奶（250毫升）	5	3	503
黄油（2汤匙）	23	14	838

无论是动物性或是植物性食物，都含有脂肪，但含量多少不尽相同。谷类食物脂肪含量比较少，为0.3%～3.2%。但玉米和小米可达4%，而且大部分的脂肪集中在谷胚中。例如，小麦粒的脂肪含量约为1.5%，而小麦的谷胚中脂肪含量则为14%。一些油料植物种子、坚果及黄豆中的脂肪含量很丰富。通常所用的食用植物油有豆油、花生油、菜籽油、芝麻香油、棉籽油、茶籽油、葵花籽油、米糠油及玉米油等。除椰子油外，其他植物油中饱和脂肪酸含量少，多不饱和脂肪酸含量高。

动物性食物中含脂肪最多的是肥肉和骨髓，高达90%，其次是肾脏和心脏周围的脂肪组织、肠系膜等。这些动物性脂肪，如猪油、牛油、羊油、禽油等亦常被用来烹调或食用。

食物脂肪的营养价值

食物脂肪的营养价值主要从三方面进行评价：第一，脂肪的含量及饱和脂肪酸、单不饱和脂肪酸与多不饱和脂肪酸之间的比例；第二，脂溶性维生素的含量；第三，脂肪的稳定性及消化率等。一般来说，植物油含有较多的不饱和脂肪酸，而动物油含有较多的饱和脂肪酸。

但也有例外，如椰子油中的饱和脂肪酸含量要高于猪油，并且容易导致心血管系统疾病；棕榈油也含有较高的饱和脂肪酸，是升高血液胆固醇水平的脂肪之一。就目前的认识，食物中适当减少饱和脂肪酸的含量（占总能量10%以下），增加不饱和脂肪酸的比例（占总能量20%左右），协调Ω-6系和Ω-3系不饱和脂肪酸的比例（多数学者认为以4:1为宜），对健康是有益的。尤其值得重视的是，Ω-3系不饱和脂肪酸，它们在大多数植物油中含量较少，而在海鱼中含量较高。

Ω-3系不饱和脂肪酸主要的生理功能有：第一，是大部分大脑皮层的结构成分，为大脑皮层发育所必需；第二，帮助形成视网膜，为正常视觉发育所必需；第三，转变成影响心脏与免疫系统的类激素物质。

另一个应值得重视的问题是，加工对不饱和脂肪酸产生的影响。一种常用方法是通过氢化来改变不饱和脂肪酸的化学性质，使之饱和度增加。被

常见食物的胆固醇含量

毫克/100克含量

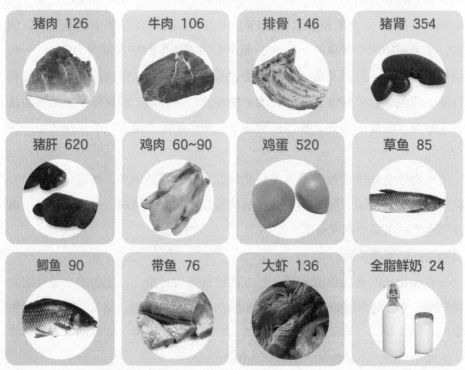

猪肉 126　　牛肉 106　　排骨 146　　猪肾 354

猪肝 620　　鸡肉 60~90　　鸡蛋 520　　草鱼 85

鲫鱼 90　　带鱼 76　　大虾 136　　全脂鲜奶 24

氢化过的脂肪酸保鲜时间更长，也更容易涂抹，如用玉米油氢化来制造人造奶油，但是有一些不饱和脂肪酸在氢化后并没有成为饱和脂肪酸而成了反式脂肪酸。在一定程度上，反式脂肪酸的作用与饱和脂肪酸相似，可能会对身体健康造成影响。它可增高人体血液中低密度脂蛋白、甘油三酯的水平，降低高密度脂蛋白的含量。有研究表明，食用人造奶油与心血管疾病的增加有关。油炸食品和烘烤食品也含有较多的反式脂肪酸。

食物中的磷脂有助于机体内其他脂类的代谢。磷脂作为乳化剂，可以使体液中的脂类乳化分散而悬浮，有利其消化吸收、转运和代谢。磷脂有抑制甘油三酯合成和抑制肝细胞脂肪浸润的功能，因而能防止脂肪肝的形成。磷脂还有利于胆固醇的溶解和排泄，有降低血脂、防止动脉粥样硬化的作用。此外，磷脂也是机体不饱和脂肪酸的来源。

胆固醇有重要的生理作用，它可以由人体合成，因此它不是人体必需营养素。膳食中摄入过多的胆固醇和饱和脂肪酸，会使机体血浆胆固醇升高，增加冠心病的罹患危险。但也有人认为，食物中的饱和脂肪酸比胆固醇对血液胆固醇的升高影响更大。

维生素极易缺乏，蔬菜种类吃得越多越好

维生素是小型的复合型分子。除了帮助人体使用和储存来自三大营养元素的能量外，它们可以协助那些负责视力的分子更好地运作，同时它们还是骨头形成的调节激素，此外，它们还是保护细胞正常运作的抗氧化剂。所有维生素都已经被发现，而对它们的发现都是基于对它们能够治愈或预防某种疾病的能力的需求。比如，对一种存在于橙酸中的，能够预防和治愈坏血病的物质的发现，使我们了解到人体对维生素C的需求，正是维生素C的缺乏导致了坏血病的产生。

如今，已经很少有因维生素缺乏而导致的疾病发生了，除非一些严重的营养不良和处在某种特定的治疗情况下。然而，在营养大革命的时代，我们的研究已经超出了简单地认定和治愈一些维生素缺乏症状的范畴，而是开始意识到一些维生素（或含有这些维生素的食物）或许可以帮助营养状况良好的群体进一步保持身体健康，防止慢性疾病比如癌症和心脏病的发生。

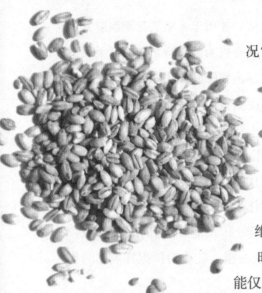

那么，是不是也会有维生素摄入过量的情况？这些额外的维生素是不是应该从食物中获取？如果你的食物摄入量太少而不足以摄入额外量的维生素的时候，是否可以通过吃维生素片来补充呢？还有，这些被建议的维生素摄入量应该被增加吗？对于最后一个问题实在是没有确切的答案，但是对于前三个问题，它们的答案取决于维生素的类型。在这里，我们讨论维生素的时候需要强调的一点是，虽然我们的确不可能仅通过食物额外摄入维生素，但是服用一些维生素片实在是没有必要。14种基本的维生素可以被分成两组：水溶性和脂溶性。这是基于它们的分子结构来划分的。这也决定了它们在食物中和在人体血液中的存在方式，以及在人体中的储存方式。

水溶性维生素

水溶性维生素有10种。B族维生素担当着各种各样的角色，其中的一些协同一致，参与调节人体对从食物中获取的能量的使用。叶酸是调节人体生长的重要因素。在怀孕早期，叶酸对于预防某些婴儿先天缺陷十分重要。维生素C被称为"抗坏血酸"，在很多方面有其独特功效，这很大程度上与其抗氧化剂的本质有关。

正如它们的名称所指的那样，水溶性维生素可以在水中溶解。身体努力地将各种水溶性维生素维持在最佳水平，以供随时所需。多余的水溶性维生素通过排尿和排汗排出体外，不会在人体内大量储存。水溶性维生素必须每天得到补充，而且最好是通过食用富含该类维生素的食物来摄取。水果、蔬菜、谷物和豆类是水溶性维生素的绝佳来源（除了只能在动物性食物中才能找到的维生素B_{12}）。

但是，如果你选择多维元素片或单营养补充片来获取所需的水溶性维生素的话，建议摄入量应当适量，因为有些B族维生素的大量摄入是有损健康的，过量摄取维生素C还会造成肾结石。

这些不是菜

土豆	莲藕	芋头	玉米	山药

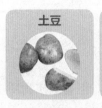 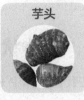 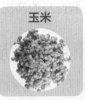 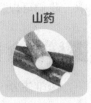

脂溶性维生素

脂溶性维生素，包括维生素A、维生素D、维生素E、维生素K。它们从食物中进入到血液中，并随着脂肪分子被输送到人体的各个部分。

由于脂溶性维生素可以为人体所储存，所以它不需要每天更新补充，维生素A和维生素D储存在肝脏中，它们的储存量足以供人体使用6个月。不过，一般维生素K的储存量只够使用几个星期的，而维生素E的储存量可维持几天至几个月。

如果过量摄入，尤其是以维生素营养补充片的形式摄入，它们就会在体内积留下来。大量储存维生素A和维生素D事实上是有害的。所幸的是，单从食物中摄入脂溶性维生素是不会过量的。比如说，β-胡萝卜素可以在一些植物性食物中找到，它使胡萝卜和南瓜呈橘红色，它在人体内可以被转化成维生素A。但是，由于从β-胡萝卜素到维生素A的化学变化是受到人体严格控制的，食用蔬菜和水果几乎是不可能导致维生素A中毒的。同样，摄入维生素D、维生素E、维生素K要达到中毒的量也几乎是不可能的。不过，过多地食用含有维生素K的食物，会导致正在接受血液薄化（抗凝血剂）治疗的人异常出血。因此，将含有维生素K的食物的摄入量保持在一个相对稳定的水平是十分重要的。对于上述人群，维生素E的摄入也要多加控制。

一些减肥药，通过抑制人体对脂肪的吸收来实现效果。但这也令人们担心，该类药物的使用是否会导致人体脂溶性维生素的缺乏。初期结果表明，当按指导摄入该类减肥药后，它们妨碍了人体从食物中摄入β-胡萝卜素和维生素D。如果这些发现被证实，那么通过服用药品减肥的人，就需要每天补充含有脂溶性维生素的多维元素片了。

由于维生素大部分都无法在体内自行合成，即使合成也不能满足人体的需要，所以我们必须从食物中摄取维生素。维生素广泛地分布在各种食物中，我们可以根据自身的情况适量摄取。

多样饮食补充矿物质，身体状态自然好

像维生素一样，矿物质也在我们人体中充当了多种角色。但有些矿物质比如钙和磷具有结构性功能，这些矿物质是我们的骨头和牙齿的主要组成成分。钙还有另外一种重要的作用，它和其他一些主要的矿物质如钠、氯、钾和镁一起，是细胞功能的调节器。矿物质钠、氯、钾（或称电解溶液）和钙负责保持细胞内外液体的平衡，控制脉搏。

微量元素是指那些人体需求量小、每天只需大约20毫克的矿物质。它们包括铁、铬、钴、铜、氟、碘、锰、钼、硒、锌。铁构成血色素的活跃部分。血色素是血液中的一种蛋白质，它把氧输送到人体各个部分，同时带回二氧化碳。

一些维生素和矿物质被认为是抗氧化剂，包括维生素E、维生素C、β-胡萝卜素及类胡萝卜素（其中一些可以被转化成维生素A，同时在细胞生长过程中起一定作用），矿物质硒、铜、锌和锰。那么，什么是抗氧化剂呢？它们是用来做什么的呢？

我们人体内的细胞需要氧，才能正常使用食物提供的营养。但是，当氧被细胞使用后，被称为自由基的副产品就形成了。如果任由这些自由基不断积累，那么它们将损害人体组织、细胞和脱氧核糖核酸（DNA，细胞中的基因物质）。要想观察氧化损害的过程，我们可以看看被切开的苹果或土豆暴露在空气中后逐渐变成褐色，或者闻闻储存时间过长的黄油和烹饪油散发出来的腐臭。

环境中的污染物质比如香烟的烟雾和阳光中的紫外线也促使了我们人体内自由基的形成。虽然还没有得到确切证实，但很多研究已经显示，产生过多的自由基会引起癌症、心脏病、白内障以及与细胞老化有关的其他细胞恶化问题。

就像柠檬汁中的维生素C可以防止切开的苹果变黑那样，抗氧化剂可以清除和抑制自由基在我们人体中的作用。每种抗氧化剂都有其独特的功效。

水溶性维生素C可以把自由基从主要由水组成的人体体液和细胞结构中清除出去。β-胡萝卜素和维生素E是脂溶性的。它们主要活跃在全身的脂肪组织和细胞膜中。

而矿物质硒则主要用来协助维生素E发挥功能。抗氧化剂的最好来源是什么呢？除了维生素E以外，抗氧化剂的最好来源是食物。水果、蔬菜和谷物可以提供大量的抗氧化剂，包括已知或有待发掘的，这些抗氧化剂将保护你的身体正常运行其重要功能。

适量粗粮促消化，大肠通畅排毒好

膳食纤维是指植物性食物中不能被人体消化的部分，它有助于维持人体消化系统的正常运转。在以前，膳食纤维含量高的食物被称为粗糙食物，没有营养价值。吃这些意味着难消化，膳食纤维可能是一种你认为"非常令人烦恼"的食物，但它在消化系统中扮演着非常重要的角色。膳食纤维主要是无法消化的碳水化合物，均来源于植物，分为两种：可溶性的和不可溶性的。

可溶性纤维能够在水中分解成胶体。水果、蔬菜、豆类和燕麦麸皮中都含有这种纤维。当食物中的饱和脂肪比例较低时，摄入可溶性纤维可以降低胆固醇。另外，可溶性纤维还有稳定人体血糖水平的功效。不可溶性纤维不溶于水，但可以吸收人体中的水分，促进排泄。水果、蔬菜、全麸谷物和小麦麸皮中都含有这种纤维。

为了了解可溶性纤维及不可溶性纤维的区别，让我们先看一下食物的消化过程。

你现在要吃一顿简单的午餐，一个全麦馒头搭配一份芦笋香菇鸡肉片，你咬了一口馒头，并夹起菜放入了嘴中。唾液酶立即开始分解食物中的碳水化合物，将它们转换为葡萄糖，但这些酶对纤维无作用。一旦捣碎的食物进入胃，不同的酶开始分解更多的蛋白质，胃捣碎的食物更多，而纤维再一次安然无恙。

离开胃之后，食物进入小肠，胆汁参与进来分解脂肪。当混合物通过小肠，营养分解得更多，然后分解的碳水化合物和蛋白质进入血液，分解的脂肪进入淋巴系统，在进入血液前直接到肝脏。

然而，纤维仍然没有被分解。可溶性纤维吸收水分，在体内膨胀形成胶状体，稠厚的纤维混合物及不能消化的食物缓慢通过小肠，同样在稠厚的混合物中，可溶性纤维粘住一些营养成分，这就意味着这些营养成分可更缓慢地被吸收。

因为肠道中的可溶性纤维，葡萄糖吸收缓慢，这对我们每个人都有益。研究表明这种缓慢释放的过程降低了肥胖及成人糖尿病发作的可能性。

稠厚的可溶性纤维同样也会粘住胆汁中的胆固醇，这意味着重吸收的胆固醇减少，因此摄入可溶性纤维可降低血液中的胆固醇水平。当混合物进入大肠时，所有的营养物质被吸收，剩下的大多数是胆汁及纤维。

大肠的主要部分是结肠，有150多厘米长，它的主要作用是吸收水分。结肠混合物中的可溶性纤维仍有水分，这是有好处的，因为它可使大便不会太干硬。不愿摄入纤维的危害就是便秘。在结肠中，可溶性纤维为上亿个有益细菌提供食物。换句话说，高纤维食物是"前生命元"，没有纤维，受益组织将不会像平常那样充满活力。

与可溶性纤维不同的是，不可溶性纤维不会形成含水胶状物，甚至不能发酵。它只是没有任何改变地通过消化系统，占据空间，它可降低食欲。如果你在减肥，不可溶性纤维就更好了，因为它不提供热量，还可使排泄物结成块状，这样结肠就会保持开放状态，而不会痉挛，因此，纤维能减少肠易激综合征的发生概率。

纤维使排泄物成团，也使你经常排便，不管你相不相信，它绝对是一种好东西。食用高纤维食物可以提高能量利用率，预防糖尿病和心脏病，降低致癌风险。此外，食用高纤维食物有助于控制体重，而这正是减肥任务的重中之重。膳食纤维会降低消化速度，使人产生饱腹感，因此是一种很好的减肥食物。

研究表明，膳食纤维可以降低胆固醇、稳定糖尿病患者的血糖水平、帮助消化。良好的消化功能可以增进肠道健康，使你心情舒畅。

虽然，膳食纤维好处多多，但它对肠胃的保健功效要因人而异，以下三个误区要避免。

误区一：口感粗糙的食物中才有纤维。

根据物理性质的不同，膳食纤维分为可溶性和不可溶性两类。不可溶性纤维主要存在于麦麸、坚果、蔬菜中，因为无法溶解，所以口感粗糙。主要功能为改善大肠功能，包括缩短消化残渣的通过时间、增加排便次数，起到预防便秘和肠癌的作用，芹菜中所含的就是这种纤维。大麦、豆类、胡萝卜、柑橘、燕麦等都含有丰富的可溶性纤维，能够减缓食物的消化速度，使餐后血糖平稳，还可以降低血中胆固醇水平，这些食物的口感较为细腻，但也有丰富的膳食纤维。

误区二：纤维可以排出废物、留住营养。

膳食纤维在阻止人体对有害物质吸收的同时，也会影响人体对食物中蛋白质、无机盐和某些微量元素的吸收，特别是生长发育阶段的青少年儿童，摄入过多的膳食纤维很可能把人体必需的一些营养物质带出体外，因而造成营养不良。所以，吃高纤维食物要适量，儿童尤其不能多吃。

误区三：肠胃不好的人要多补充膳食纤维。

膳食纤维的确可以缓解便秘，但它也会引起胀气和腹痛，胃肠功能差者多食膳食纤维反而会对胃肠道造成刺激。

水喝多少才够

你认为每天需要喝2升水吗？估计你的回答是肯定的。

网络上的健康专栏有许多关于每日喝水的建议，人们常会按照上面说的那样做。他们还认为这样喝水不仅不会脱水，还会使皮肤恢复活力，使头发发亮，使整个身体远离毒素。

实际上，大多数人每天不需要喝2升水也能避免脱水，更重要的是，当我们统计一天摄入水的量时得包括咖啡、茶及食物中的水。此外，喝水多不会清除体内的毒素，也不会使我们的皮肤及头发恢复活力。

虽然水没有营养价值，但它是人体必需的物质，体内上亿个细胞都含有水，细胞之间有液体流动。水占人体体重的2/3，如果流失大约5%的水分，人体就会处于脱水状态，表现为思维紊乱、身体虚弱。最后，脱水会导致死亡。不吃食物也许生命能维持10天或更久，若不喝水，仅2天就会有死亡的危险。

与脱水相反的是水中毒，它能引起心脏不规则跳动和眼睑跳动，水中毒也可导致死亡，故体内保持一定量的水分是很重要的。

每一口水中含有上亿个水分子。吃食物时，你通常吃入的是动物或植物细胞，而植物及动物细胞大多是水。在封闭的细胞膜内，许多化学物质溶于水中。烤面包及饼干中也含有水分，肠壁细胞膜能吸收水分子，每天至少有250毫升的水分服务于人体细胞的化学反应。

水分流失的量取决于另一个因素：身体的水合状态。一天中在不大量出汗的情况下，大约至少流失1.3升水，若是天气炎热且你运动过度则会流失2升，平时喝很多的水，也会流失很多水，这样，你的尿液可能稍微有点黄，也可能基本上是清澈的。如果不摄入很多水，身体就会尽最大可能地储水，此时的尿液是暗黄色。

人体有自动调节水平衡的机制，是通过监测体液中的水浓度起作用的。缺水时，机体能产生一种名为加压素的激素，对肾脏起作用。肾脏是形成尿液的地方。加压素使肾脏保留水分，因此尿液会更浓缩，更重要的是，它还会向大脑传递信息，使你感到口渴。如果体液浓度稀释得足够低，人体将停止产生加压素，肾脏会产生很多水分进入尿液，你也会不感到口渴。口渴感觉的产生是当人体流失1%～2%水分时发生的，从这个时候到脱水状态还有很长时间。如能不断喝水，是不可能产生重度脱水的，机体也允许这样。

人体在正常的环境中能很好地调节水平衡。当水摄入不足时，人体很快能启动调节机制。许多人一天之中若没有摄入2升水，那么一整天都会感到很口渴，至少可看到排出的尿液变黄。

研究认为对于身体健康的人来说，每天至少喝8杯水并非必要。例如，一项研究显示，喝不同量水的人的尿液中含"毒性"物质没有区别。人体会通过尿液尽可能除去无益物质，但是喝很多水只能使尿液稀释，而不能使排出的无益物质更多。

那么喝咖啡及酒精会怎样呢？咖啡、茶、酒精是"利尿剂"，会增加尿液的量这种说法正确吗？喝这些会导致水分流失吗？一些研究认为咖啡、碳酸饮料对尿液的产生根本没影响，换句话说，喝咖啡大体上与喝水的作用一致，因此在喝咖啡和饮料时你尽管将它们算入正常的液体摄入量中吧。

唯一能使水分流失的是酒精，酒精阻止加压素的产生，因此人体的反应犹如喝了许多水，尿液会得到稀释，摄入大量酒精后头痛大部分是因脱水反应引起的。

虽然我们每天得喝2升水是一个传言，但是有些人每天无论是否缺水都得饮水。这些人包括肾结石患者、老年人，他们的机体对水调节的机制不像以前那样敏感。

对许多人来说每天2升水量太多。例如，有些糖尿病患者服用加压素片，他们不能通过尿液排出过多的水分，有可能会发生水中毒。控制水的摄入对这些人是非常必要的。

当然，保证水合作用是必要的。持续的轻度脱水会影响唾液腺，会产生肾结石，也会使人感觉疲倦。许多人喝水量多于需要量，结果是常去厕所。对于许多人来说，在炎热干燥的时候工作，2升的水也许不够，还会感到口干。多喝一些或吃一些含水量高的食物，机体就能吸收所需的水分。在喝水这方面，我们不能用"统一标准"去要求每个人。

充分保留食物中的营养

现如今，人们在饮食方面的要求越来越高，不仅追求口味的鲜美，还讲究营养搭配和健康。但是，人们的一些生活习惯却在不知不觉中造成食物营养的流失。日常生活中，学会科学地储藏和烹饪食物，才能充分发挥食物中的营养作用。这里，为大家推荐几个小窍门。

1.蔬菜储存的时间不要太长

一般来说，新鲜蔬菜如西红柿、圆白菜、大白菜等都含有大量维生素C，如果贮存时间太长，维生素C就会被破坏，如圆白菜在室温内存放两天，70%的维生素都会流失。因此，蔬菜最好是现吃现买，这样才能减少维生素的损耗。

2.蔬菜避免"精加工"

大白菜、圆白菜的外层绿叶，维生素C含量比里面高出几倍至十几倍，芹菜叶中的维生素C含量比茎部高出7~15倍。有些人在加工大白菜和圆白菜时偏爱将外层的绿叶扔掉，加工芹菜时将根和叶全部扔掉，只吃茎部，这就大大减少了人体摄入的维生素。

3.淘米两遍就可以

很多人蒸饭时喜欢把米淘上三五遍，感觉这样才干净，其实淘米的次数越多，营养素损失越多，很多水溶性的维生素就会溶解在水里，维生素B_1很容易流失。所以，米一般用清水淘洗两遍即可，而且不要使劲揉搓。

4.煮粥千万别放碱

有人认为熬粥时放碱，既省时又黏稠，口感好，其实不对，尤其是大米或小米，煮粥时放碱，其中的B族维生素会被加速破坏。在煮玉米粥时可加少量碱，因为玉米中所含有的结合型烟酸不易被人体吸收，加碱能使结合型烟酸变成游离型烟酸，为人体所吸收利用。

5.加热时间不宜过长

维生素C、B族维生素、氨基酸等极有营养的成分有一个共同的弱点就是"怕热"，在80℃以上就会损失掉，食物蒸煮过度会使许多维生素遭到破坏；而煎炸食物会破坏食品中的维生素A、维生素C和维生素E，还会产生有毒物质丙烯酰胺。

6.努力保留菜汁

有的菜菜汁较多，可利用它来做汤。烧菜所出的汤，应该与菜一同吃进去，不能倒掉。因为汤里溶解了许多营养成分，要是光吃菜不喝汤，就等于丢掉部分营养。另外，人们在做饺子、馄饨馅时喜欢挤掉菜汁，其实这样营养就随着菜汁流走了。正确的方法是：将洗净的菜直接剁碎，再放入已调好味的肉馅中拌匀，剁菜时可能出现的少量菜汁很快渗入肉馅中，拌好馅后马

健康饮食

不要将吸收营养素和摄入能量混为一谈。所谓健康饮食，是指既能控制能量摄入水平，又能获取足够的营养素的饮食习惯。因此，应保持饮食的多样性，尤其要注意选择那些高营养、低热量的食物。

此外记住：多吃水果和蔬菜，补充膳食纤维，避免食用饱和脂肪；多喝水，用瘦肉来补充蛋白质。

上就用。

7.炒菜时尽量少加水

炒菜时应尽量少加水，而且要急火快炒，避免长时间炖煮，否则溶于水的维生素就会随蒸气跑掉。炖菜时适当加点醋，既可调味，又可使维生素C少受损失。做肉菜时适当加一些淀粉，既可减少营养素的流失，又可改善口感。

减少烹调油用量，吃清淡少盐膳食

植物油在常温常压下一般为液态，称为油，而动物脂肪在常温常压下为固态，称为脂，二者合称为油脂。在我国的饮食习惯中，油脂是必不可少的元素之一，是人体能量的最主要来源。

不过，脂肪摄入过多对身体的危害也很大。一是会引起肥胖，二是用油比例不合适，不仅仅会使肥胖增多，血胆固醇也会增高。猪油等动物油脂及黄油都属于饱和脂肪酸，食用过多不仅易导致血液总胆固醇升高，更重要的是能使"坏胆固醇"即低密度脂蛋白胆固醇增高，直接导致动脉粥样斑块形成。所以人们应尽量少食含饱和脂肪酸的油脂。因此，《中国居民膳食指南》建议减少烹调油的用量，每人每天烹调油用量最好为25~30克。

除了油脂之外，盐的摄入对健康也很重要。食盐不仅是人们膳食中不可缺少的调味品，而且是人体中不可缺少的物质成分。它的主要成分是氯化钠，是一种中性无机盐显示的味道。但是，摄入食盐过多也会引发多种疾病，如高血压、水肿、感冒等。研究发现，摄入食盐过多还会使小动脉收缩，有害心脏健康。因此，《膳食指南》建议大家平时吃菜不要吃得太咸，尤其是老年人与婴幼儿的食物不能过咸，每天食盐摄入量最好不超过5克，包括酱油、酱菜、调料中的食盐量。

以下方法可以降低油脂的摄入量，有兴趣的人不妨一试：

（1）做菜的时候，将浮到锅面的油脂除去可以降低脂肪含量。

（2）炸土豆片的时候，切厚些，以减少吸入的油量。

（3）可以在购买瘦肉后，在做菜以前将肥肉切掉。

（4）食物最好要烤、蒸或烘，千万不能油炸，如果一定要油炸，也应该用不粘的平底锅，放少许油。吃以前把炸好的食物用厨房纸巾将油吸掉。

（5）将食物放烤网上面烤，将油滴掉。

（6）在炖菜或者炒盘菜的时候应放少量的瘦肉，加一些泡好的红花菜豆。这样一来能够炒出低脂肪多纤维的菜。

（7）一个星期食用不超过三四个鸡蛋可降低脂肪含量。

（8）用最少的油将肉煎黄，或不煎。

（9）在面包或者烤面包的上面涂抹薄薄的牛油或者人造牛油，也可以完全不涂。

（10）鸡肉含的脂肪量少，在烹调前将皮剥掉，可除掉大部分脂肪。

保存营养的食物烹饪法

◆ 土豆带皮煮能保留九成维生素 C

◆ 毛豆蒸过再煎，维生素 C 提高 2 倍

◆ 焯苦瓜只会白白浪费维生素

◆ 猪肉煎着吃摄取的维生素 B_1 会更多

◆ 鱿鱼用香料炒过后，营养加倍

◆ 芝麻要捣碎食用，否则营养难吸收

◆ 海鱼不宜过度加热，DHA 会降低 50%

◆ 秋葵加醋，果胶才会加倍释放

◆ 胡萝卜炒下，胡萝卜素吸收率提高 8 倍

◆ 章鱼油煎后抗疲劳功效大大提升

◆ 大葱煎一下，抗氧化作用提高 2.5 倍

◆ 茄子过油后，摄取花青素更容易

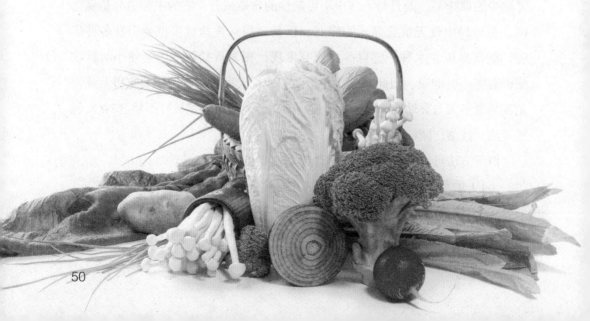

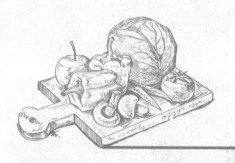

平凡食物的治愈力量

燕麦：粗杂粮中健康效益高的品种

燕麦是维生素B_1的极好来源，还含有大量烟酸、铁元素和蛋白质。燕麦片中脂肪含量要高于普通谷物。大多数燕麦片并非精制，因而含有大量原来谷物中的维生素和矿物质。在燕麦的碾磨过程中，只去除了含膳食纤维的外壳，胚芽被保留了下来。

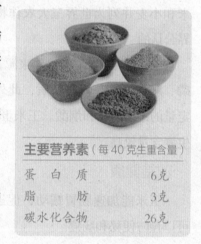

主要营养素（每40克生重含量）	
蛋 白 质	6克
脂 肪	3克
碳水化合物	26克

· 改造健康

燕麦可以降低胆固醇、降低血糖，能有效预防心脑血管疾病。

燕麦还可以改善血液循环、缓解工作和生活的压力，并预防骨质疏松。

燕麦还有促进伤口愈合、缓解便秘以及防治贫血的功效。

燕麦还有减肥的作用。

· 营养烹饪

燕麦可以蒸熟食用，也可以炒食。燕麦片通常用来煮粥，燕麦粒和燕麦粉可以做面包和甜点等食物。

· 健康吃法

燕麦根据不同的碾磨工序可分为去壳燕麦、燕麦片、燕麦薄片、燕麦糠麸（膳食纤维）和燕麦面粉，可根据烹饪方法来选择不同种类的燕麦。

由于燕麦中的蛋白质数量较少，为了获取全面均衡的营养素，可以和低脂肪、富含优质蛋白质的食物一起食用。

· 保持新鲜

燕麦的脂肪含量较高，比其他谷物的酸败速度快，因此应少买。燕麦可密封后放在冰箱中储存。

玉米：降脂减肥刮油好粗粮

玉米是原产于美洲的粮谷类植物，同稻米和小麦并列为世界三大农作物，也是全世界公认的"黄金作物"。

玉米是维生素C的绝佳来源，还含有大量磷、膳食纤维等营养物质，此外，还含有一定量的维生素B$_1$和烟酸。玉米蛋白质和B族维生素含量较高。

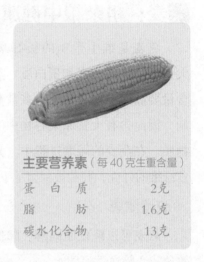

主要营养素（每40克生重含量）

蛋白质	2克
脂肪	1.6克
碳水化合物	13克

· 改造健康

玉米能加速肠胃蠕动，促进新陈代谢，可以预防便秘和肠癌。

玉米可降低血脂，预防高血压和冠心病，还有美容养颜和延年益寿的功效。

玉米中含有两种类胡萝卜素，即叶黄素与玉米黄素，有助于预防一些眼疾，玉米的叶黄素含量尤其高。

· 营养烹饪

煮玉米的时候不要在水里添加盐，煮的时间也不宜过长，否则玉米会变硬，而且香味会丧失。

· 健康吃法

要保留玉米中的水溶性B族维生素（叶酸和维生素B$_1$），最好是用蒸的方法烹饪玉米，而不是用水煮。如果必须用水煮，就记得用沸水煮，时间不要超过10分钟，将营养流失减至最低。

食用玉米时不要去除胚尖，因为许多营养成分都集中在这里。

·保持新鲜

最好是在购回后立即食用，这样味道最甜。如需储存，可包上潮湿的纸巾，放到冰箱保鲜层冷藏。

绿豆：营养价值不次于全谷物的粗杂粮

绿豆又名"青小豆"，原产于亚洲热带地区，是中国种植最为广泛的豆类之一。绿豆含有高质量的完全植物蛋白质，富含蛋氨酸、色氨酸、赖氨酸、亮氨酸等，其维生素 B_2 含量高于谷类，还是膳食纤维、镁、铁、叶酸、烟酸和维生素 B_1 的绝佳来源。

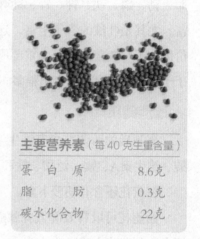

主要营养素（每40克生重含量）

蛋 白 质	8.6克
脂 肪	0.3克
碳水化合物	22克

·改造健康

绿豆有清热解毒、止咳利尿、杀菌消炎、保肝明目的功效。

绿豆可以防止酸中毒，能促进头发生长，使骨骼、牙齿坚固。

绿豆还能加快血液凝固及解酒毒。

绿豆外用还可以治疗烧伤、疮疖等症。

·营养烹饪

烹饪前仔细地挑一遍，挑出里面的小石子，放到筛子中将细沙滤去。绿豆不需要浸泡，洗净就可以了。

发绿豆芽的环境应该是温暖潮湿的。

·健康吃法

绿豆可以用来煮粥或用来发绿豆芽，还可磨成豆粉用来制作糖果和绿豆粉丝。

绿豆不宜煮得太烂，以免破坏有机酸和维生素，降低清热解毒功效。

·保持新鲜

将绿豆放入密封的容器中，放在阴凉干燥的地方，可保存1年左右。

西蓝花：营养价值极高的蔬菜之一

西蓝花的营养成分，不仅含量高，而且十分全面，主要包括蛋白质、碳水化合物、脂肪、矿物质、维生素C和胡萝卜素等。此外，西蓝花中矿物质成分比其他蔬菜更全面，钙、磷、铁、钾、锌、锰等含量都很丰富，尤其是叶酸的含量丰富，这也是它营养价值高于一般蔬菜的一个重要原因，比同属于十字花科的白菜花高出很多。

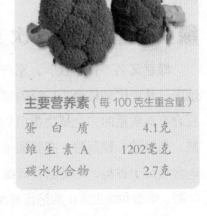

主要营养素（每100克生重含量）	
蛋 白 质	4.1克
维 生 素 A	1202毫克
碳水化合物	2.7克

· 改造健康

烹制后的西蓝花含有维生素C、钾、叶酸、维生素A、镁、泛酸、铁和磷。

西蓝花还含有胡萝卜素。

西蓝花可以有效降低乳腺癌、直肠癌、胃癌、心脏病和中风的发病率，还有杀菌和防止感染的功效。

西蓝花的维生素C含量极高，不但有利于人的生长发育，更重要的是能提高人体免疫功能，促进肝脏解毒，增强人的体质，提高抗病能力。

· 营养烹饪

西蓝花可以用流水冲洗，然后浸泡在盐水或醋水里以去掉小虫。

煮、蒸、炸或用微波炉烹制皆可，蒸或煮的话需用10~15分钟，烹制时加点糖有助保持色泽。烧煮和加盐时间也不宜过长，以免损失防癌抗癌的营养成分。

西蓝花的茎比较难熟，可去皮或切片，在茎上划几个口可以使其熟得更快些。

· 健康吃法

西蓝花可生食也可烹食，用于生食的话稍硬些较好，只放些调味酱，味道就很鲜美。

吃的时候要多嚼几次，这样更利于营养的吸收。

·**保持新鲜**

西蓝花在冰箱中可以保存5天。焯后可冷藏，在5.5℃的条件下可保存1年。

香菜：消食下气促食欲

香菜原产于地中海盆地，是世界上最早的香料之一，3 500年以前，在埃及就已经有人工栽培的香菜。香菜中含有多种微量元素和维生素，不过因为用量比较少，所以对人体摄取营养素的影响不是特别大。

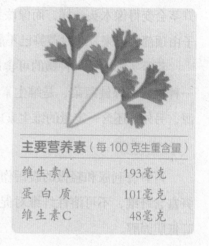

主要营养素（每100克生重含量）

维生素A	193毫克
蛋白质	101毫克
维生素C	48毫克

·**改造健康**

香菜中含有一种有效成分柠檬油精，这是一种黄酮类化合物，有研究认为其具有抗癌作用。

香菜有许多药用功效，可助消化、减轻风湿、缓解关节疼痛、感冒和腹泻。

·**营养烹饪**

新鲜香菜应直到食用前再清洗，否则香味会在短时间内消散。洗新鲜香菜时可将其放在冷水中轻轻晃动。干香菜可在凉水中浸泡10分钟左右，排干水分之后香味可散发出来。

·**健康吃法**

整棵食用可最大限度地保存营养成分，烹饪前用水洗的时间不能太长。

·**保持新鲜**

新鲜的香菜极易腐烂。如果将香菜根部插入水中，用塑料袋包住枝叶，放入冰箱可保存1周。

芦笋：防癌抗癌，保护眼睛

芦笋品种繁多，有近300种，但只有20多种可食用。它们被分成3类：绿芦笋、白芦笋和紫芦笋，其中绿芦笋是最常见的一种。大多数芦笋在春季收获，一旦成熟，芦笋茎会变得像木头一样，而像蕨菜一样的叶子由顶部长出来，此时芦笋已不能食用。

芦笋实际上是一种嫩的可食用的根，是一种很好的保健蔬菜，是维生素C很好的来源，另外，还含一定量的维生素E。

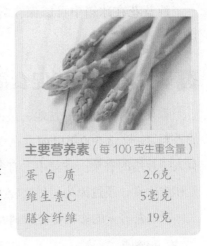

主要营养素（每100克生重含量）

蛋白质	2.6克
维生素C	5毫克
膳食纤维	19克

·改造健康

芦笋有利尿和轻微的腹泻作用，也可以帮助恢复视力以及治疗蜂蜇。芦笋富含纤维，不可溶性纤维对促进消化道健康很重要，而可溶性纤维有助于降低胆固醇。

·营养烹饪

芦笋可热食也可冷食。烹制时可整个放到锅中简单水煮食用，也可以捆成一束，放入特制的芦笋锅中烹饪，此外也可放在微波炉中加热。

烹制过程中芦笋细胞的水分蒸发，会导致芦笋口味的改变，可以加点盐来延缓水分流失。

·健康吃法

过分烹制容易影响芦笋的味道和颜色，并造成营养流失。在烹制芦笋的时候，将其捆起来，这样做熟后容易拿出来。烹制芦笋最好的办法是煮，尤其是对于那种又细又长的芦笋。这种办法之所以最好，是因为纤维过多的根部能彻底被煮熟，而易熟的部分只是稍煮了一下。芦笋煮至茎变软即可。如果冷食的话，可将其立即放入冷水中。

·保持新鲜

买回后不要清洗，直接冷藏或包入内置纸巾的保鲜袋中后再冷藏。芦笋的保质期只有2~3天。

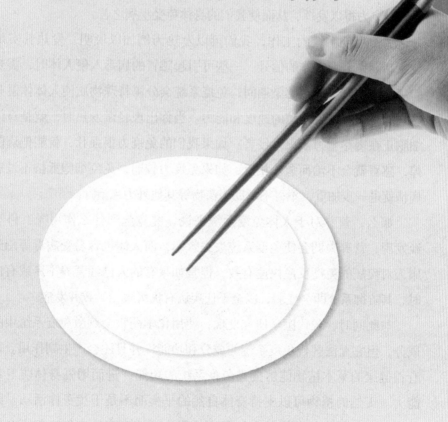

第三章

食物激活免疫力，
运转体内大药房

免疫系统的多功能健康充电站

营养与人体免疫力的关系

免疫系统是人体最重要的保卫系统，这是因为我们的身体每时每刻都面临着细菌、病毒的侵袭，而身体内的免疫系统就像一支军队一样，帮助我们抵抗着外来物的侵袭，使机体处于一个相对稳定和动态平衡的状态，保障身体的自愈力得以发挥，从而使我们的身体免受疾病之苦。

关于免疫系统的工作，我们可以发热为例加以说明。发热其实是人体免疫功能在努力工作的信号。一些可引起感冒的病毒入侵人体时，需要较低的环境滋生繁殖。在感染期间，免疫系统会分泌特殊物质使人体体温升高。这样能减缓入侵者繁殖的速度和能力。当你出现轻微发热时，就是身体免疫细胞正在竭尽全力消灭入侵者。如果我们的免疫力很强壮，就能把病菌消灭掉，感冒就会不治而愈。相反，如果免疫力较弱，免疫细胞抵抗不过病菌，病情就进一步加重，不得不求助于药物等其他外力来治疗。

那么，营养对于人体免疫系统来说，究竟起到什么作用呢？科学家已经发现，营养失调会使免疫系统失去效率，而人体也容易受病毒等感染。健康人对疾病的免疫反应快速有效，但是如果有的人已经营养不良或有慢性病时，其防御系统即会变弱，以至于让疾病有机可乘，导致并发症。

与此同时，现代医学研究发现，使用化学药物会刺激免疫系统中的某种成分，但它无法替代免疫系统的成分和功能，并且还会产生副作用。相反，有益健康的草本植物能够促进免疫系统的功能，进而增强身体防卫系统的能力。天然的植物可以支持身体自然的平衡而不是干扰身体活动。因此，适当的营养摄取可以增强人体免疫功能，抵抗疾病的产生，却不会带来任何不良作用。

因此，当人们对免疫系统的功能有了更深入的了解，同时意识到化学药品会带来刺激免疫系统的恶果时，便开始寻求用天然植物增强身体的抵抗力，而不是去取代免疫系统的某一种功能。

许多植物，像香菇、舞茸、巴西蘑菇（姬松茸）和灵芝都有非常好的用处，这些天然菇类已被证明能有效治疗癌症，因为它们不但能祛除身体内的毒素，还能增强免疫系统功能。食用这些植物以及其他有益健康的食品，身体的自然均衡状态得以保存，并且能帮助免疫系统不受各种疾病侵扰。

总之，由于人体免疫力的强度及功能绝大部分取决于营养，因此，一旦营养失调，影响最直接的也是免疫系统。而免疫系统一旦受损，人体也容易被感染，特别值得留意的是，此种损害通常难以弥补。因此，在日常生活中摄取适当的营养对人体的健康非常重要，而一旦身患疾病才开始注意营养，则未免太迟了。

好食物加好搭配，让免疫力加速倍增

世界上没有一种食物可以提供身体需要的全部营养素，人们只能通过选择各种食物来摄取多样的营养，从而维持免疫系统的正常工作。据有关专家分析，人体需要的营养成分多达四十种，一旦饮食吃得不均衡，又有偏食或挑食的不良习惯时，就容易导致营养失调或免疫力低下。

人们要注重膳食平衡，所谓平衡膳食，是指膳食中所含的营养素种类齐全、数量充足、比例恰当，膳食中所供给的营养素与机体需要保持平衡。平衡膳食不仅能满足机体的各种生理需要，也能预防多种疾病的发生。膳食的平衡需具备以下特点。

摄取的食物要多样化。我们知道，各种食物中所含的营养素不尽相同，而人体需要多种营养素，因此需要吃各种食物，如果只吃一两种或少数几种食物，不能满足人体的营养需求，如果长期摄入单调的营养物质，那么对生长发育和身体健康十分不利。各种食物的比例要合适。人体需要的各种营养素在人体内发挥作用是互相依赖、互相影响、互相制约的。如人体需要较多的钙，而钙的消化吸收必须有维生素D参与完成。维生素D是脂溶性维生素，如果肠道里缺少脂肪，它也不能很好地被肠道吸收，只有在吃维生素D的同时，吃一定数量的脂肪，维生素D才能被吸收。而脂肪的消化吸收，必须有胆汁才能发挥作用，胆汁是肝脏分泌的，要使肝脏分泌胆汁，又必须保证蛋白质的供给。

那么，蛋白质、脂肪、碳水化合物这三大营养素又怎样相互作用呢？如果人体摄入的碳水化合物和脂肪不足，体内的热量供应不够，就会分解体内的蛋白质来释放热量，以补充糖和脂肪。但蛋白质是构成人体的"建筑材料"，体内缺少了它，会严重影响健康。如果在摄入蛋白质的同时，又摄入足够的碳水化合物和脂肪，就可以减少蛋白质的分解，充分利用它来修补和建造新的细胞和组织。由此可见，各种营养素之间存在一种非常密切的关系，为了使各种营养素在人体内充分发挥作用，不但要注意各种营养素齐全，还必须注意各种营养素比例适当。

总之，为了保证身体的健康，我们必须保持食物种类的丰富性与营养物质的互补和平衡，这样才能为健康加分，为生命注入活力。

餐桌上健康免疫的"金字塔"

"民以食为天，健以食为先"，为了从日常饮食中获取更多的营养，增强自身的免疫力，我们要了解食物的营养，学会在食物的营养之间取舍，这些直接影响着人类的免疫健康。

20世纪末，美国农业部开始根据"美国人饮食指南"建立了日常食物金字塔。后来又推出了新版食物金字塔，纠正了过去的一些疏漏。哈佛大学公共健康学院的专家们依靠所获得的最科学的证据，根据食物与健康之间的关系，建立了新的健康饮食金字塔。它修补了美国农业部食物金字塔的基础漏洞，在关于吃什么的问题上，提出了更好的建议。

健康饮食金字塔是建立在每日运动和控制体重的基础之上的，因为这两个因素对人们保持健康来说十分重要。它们也会关系到人们吃什么和如何吃的问题，以及人们吃的食物如何影响自身的健康。从健康饮食金字塔的底座往上看，其中包括：

第一层：尽量多吃谷麦类，如面包、米饭等。

功能：供应热能，补充消耗，保持体温。

营养成分：含淀粉质、少量B族维生素及植物性蛋白质；全麦食物含纤维素。

健康摄取量：常被人们作为主食，总摄取量远高于其他类食物。

第二层：多吃水果蔬菜。

功能：增强抵抗能力，维持细胞健康，防止便秘。

营养成分：含丰富维生素A和维生素C，各种矿物质及纤维素。

健康摄取量：多吃蔬菜水果对健康与美容均有益，蔬菜每日最少350克，水果每日最少2~3个。

第三层：适量进食鱼类、蛋类、家禽、全瘦肉类、豆类、乳类。

功能：肉类等可助生长发育，维持新陈代谢，奶类有助于牙齿及骨骼健康。

营养成分：肉类及奶类等食物均含丰富蛋白质、多种维生素及脂肪；肉类中的铁质及奶类中的钙质含量特别丰富。

健康摄取量：适量，乳类食品每日250~500毫升，瘦肉、家禽类、鱼类、豆类及蛋类每日合计摄取150~350克。

架顶：尽量少吃高脂肪、高糖分的食物。

功能与养分：脂肪与糖直接或间接提供人体生理运行及活动所需热能，在一定限度内对身体有利，摄取过多则有害。

健康摄取量：其他层类的食物中所含的脂肪与糖分一般已能满足人体所需，故应尽量避免额外进食。

只要我们注意在餐桌上构建起健康的饮食"金字塔"，就一定可以吃得更营养、更健康。

会吃才健康

◆零食用1小袋杏仁取代薯片及巧克力
◆用酸奶加果仁什锦做下午加餐
◆用全麦面包取代白面包
◆增加饮食中蔬菜的分量
◆用喜爱的水果及蔬菜做零食
◆汤及炖肉中加蔬菜

做一个合格的"杂食"动物

食物多样，谷类为主，粗细搭配

任何一种天然食物都不可能提供人体所需的全部营养素，想要做到平衡膳食，日常饮食就必须由多种食物组成，否则就不能满足人体各种营养需求，达到合理营养、促进健康的目的。

对于中国居民来说，在食物多样的基础上，还须以谷物为主。这是因为谷类食物是我们热量的主要来源。谷类食物中碳水化合物一般占重量的75%~80%，蛋白质含量是8%~10%，脂肪含量1%左右，另外，还含有矿物质、B族维生素和膳食纤维。选择五谷类食物如饭、粉、面时，要以白饭、汤粉、汤面为主，减少进食炒饭、炒粉、炒面或方便面等含高脂肪的食物，这有助避免因摄取过多脂肪而导致体重上升。全谷麦类如糙米、杂粮馒头等比精加工的精米、白面包含更多纤维素和营养。

粗细搭配在这里有两层意思：一是要适当多吃一些传统上的粗粮，即相对于大米、白面这些细粮以外的谷类及杂豆，包括小米、高粱、玉米、荞麦、燕麦、薏米、红小豆、绿豆、芸豆等；二是针对目前谷类消费的主体是加工精度高的精米白面，要适当增加一些加工精度低的米面。

多吃蔬菜水果和薯类

蔬菜和水果含丰富的纤维素、维生素和矿物质，如维生素A、维生素C和钾。一些深色蔬菜和水果如菜心、菠菜、番茄和木瓜等，可帮助机体摄取更多维生素和矿物质。蔬菜不宜烹饪太久，这样容易造成营养流失。咀嚼困难者可以把蔬菜切碎一些，以帮助咀嚼。

薯类含有丰富的淀粉、膳食纤维以及多种维生素和矿物质。常见的薯类有红薯、土豆、木薯、芋头、山药等。薯类干品中淀粉含量可达80%左右，而蛋白质含量仅约为5%，脂肪含量约为0.5%，故具有控制体重、预防便秘的作用。因此，我们在平时要注意增加薯类的摄入。

每天吃奶类、大豆或其制品

奶类不仅钙含量高，而且钙、磷比例比较合适，还含有维生素D、乳糖、氨基酸等促进钙吸收的因子，吸收利用率高，是膳食优质钙的主要来源。研究表明，青少年饮奶有利于生长发育，并推迟其成年后发生骨质疏松的年龄；中老年人饮奶可以减少其骨质流失，有利于骨健康。《中国居民膳食指南》建议每人每天饮300克奶或相当量的奶制品，如果平时饮奶量更多或有高血脂和超重肥胖倾向者，则建议选择低脂、脱脂奶及其制品。

大豆，是一种种子含有丰富蛋白质的豆科植物，常用来做豆腐、豆皮等各种豆制品，榨豆油、提炼蛋白质，大豆加工之后，也可以成为酱油或腐乳。它含有必需脂肪酸、B族维生素、维生素E和膳食纤维等营养素，且含有磷脂、低聚糖，以及异黄酮、植物固醇等多种植物化学物质，可提高我国农村居民的蛋白质摄入量，并防止城市居民过多消费肉类带来不利影响。

常吃适量的鱼、禽、蛋和瘦肉

鱼、禽、蛋和瘦肉都属于动物性食物，是人类优质蛋白、脂类、脂溶性维生素、B族维生素和矿物质的良好来源。从营养学角度来看，动物性食物中蛋白质不仅含量高，而且氨基酸组成更适合人体需要，尤其富含赖氨酸和蛋氨酸，如与谷类或豆类食物搭配食用，可明显发挥蛋白质互补作用。不过值得注意的是，动物性食物一般都含有一定量的饱和脂肪和胆固醇，摄入过多可能增加患心血管疾病的危险性。

目前我国部分城市居民食用动物性食物较多，尤其是食用猪肉过多，应调整肉食结构，适当多吃鱼、禽肉，减少猪肉摄入。相当一部分城市和多数农村居民平均吃动物性食物的量还不够，应适当增加。

让食物发挥作用

肠道卫士绿叶菜，免疫防线加固者

绿色的食物多见于蔬菜，例如各种绿叶菜（菠菜、西洋菜、空心菜、莜麦菜等）、苜蓿、西蓝花、青椒、青豆苗等。而在水果中，时而也能见到绿色的影子，例如绿色的猕猴桃、橄榄、青苹果、青梅、绿葡萄等。此外，众多草本植物更是自然呈现盎然绿色，如绿茶、薄荷、芦荟等。

绿色食物中蕴含了大量人体必需的矿物质以及膳食纤维，并有利于肝脏健康的叶绿素和多种维生素，被誉为"生命元素大本营"。另外，还能保持体内的酸碱平衡，强化体质。常吃绿色食品还可以舒缓精神压力，并能预防偏头疼等疾病。除此之外，绿色食物还为人体提供多种健康保护。例如：

（1）含有大量叶绿素，可有效清体排毒，改善血液质量，减少身体异味。

（2）所含的大量纤维素，能清理肠胃，防止便秘，减少直肠癌的发生。

（3）含有丰富的叶酸，可有效地消除血液中过多的同型半胱氨酸，从而保护心脏健康。

（4）富含钙质，某些绿色食物含钙量比牛奶还多，常食有利于强健骨骼。

（5）含大量的植物营养素，具有强大的抗氧化功能。如丰富的叶黄素和玉米黄质，保护眼睛免受紫外线的损害。而存在于十字花科蔬菜（西蓝花、圆白菜等）中的异硫氰酸酯，可刺激肝脏加快对体内致癌物的降解。

绿色代表食物有：菠菜、茼蒿、油菜、韭菜、西蓝花等。

补充膳食纤维，促进肠动力

膳食纤维是一种不被人体消化的碳水化合物，它以植物细胞的构成成分为主，也有部分动物性成分，根据能否溶解于水中，将膳食纤维分为水溶

食物真相

◆纤维有许多益处，高纤维饮食可保持排便规律，还能预防肠癌

◆人体能自行排出毒素。没有证据表明排毒饮食有任何积极效果

◆含大量坚果、蔬菜及水果的饮食有助于降低胆固醇及血压

◆甜食不会使孩子更有活力，但会使他们超重

性与非水溶性两种基本类型。其中纤维素、半纤维素和木质素是非水溶性纤维，而果胶和树胶等属于水溶性纤维。常见的膳食纤维含量高的食物有：糙米、胚芽精米、玉米、小米、大麦、小麦等杂粮；根茎类蔬菜和海藻类含有的食物纤维也很多，如胡萝卜、四季豆、红豆、豌豆、薯类、裙带菜等；还有芹菜、韭菜、白菜、萝卜等蔬菜。

我们在日常饮食中，适量补充纤维素能够使肠道中的食物增大变软，并促进肠道的蠕动，从而加快了排便的速度，也就减少了便秘和肠癌的风险。此外，多吃膳食纤维还有利于减肥、防治便秘和痔疮、预防结肠癌和直肠癌、降低血脂、预防冠心病、改善糖尿病症状、改善口腔及牙齿功能、防治胆结石和预防妇女乳腺癌。由此可见，膳食纤维对人体来说，益处多多。但是我们也要适量适时地补充膳食纤维，不可过多摄入。

补锌和铜，提高血液抗癌力

锌是人体的重要营养素之一，参与体内数十种酶的合成，调节能量、蛋白质、核酸和激素等合成代谢，促进细胞分裂、生长和再生，保护皮肤和骨骼的正常功能，促进智力发育，改善味觉敏感性。

具体来说，锌元素主要有下面几种功能。

1.增强智力和记忆力

在脑细胞生长的关键时期缺锌会影响脑的功能，在妊娠后期，锌摄入不足会影响胎儿大脑的发育，使脑细胞减少。对于智力差的儿童，补充含有微量元素锌的食物，大多数儿童的智力都能得到提高。锌还是使人体健美的功臣，对青少年的生长发育及性功能的活跃起着特殊作用。青少年时期如果体

内缺乏微量元素锌，就将有可能发生身材矮小、胸部干瘪、第二性征发育不良的"性幼病"。

2.维持皮肤细腻白嫩，富有弹性

锌在人体皮肤中的含量大约占人体锌总量的20%，它之所以能保持皮肤的健美，是因为它具有调节皮肤和黏膜的分泌、排泄及产生抵抗皮肤病菌的抗体等多种功能。一旦体内含量不足，易发生皮脂腺失调，皮脂外溢，面部就会发生皮疹，甚至形成囊肿。

3.锌与维生素

锌与多种维生素代谢有关。锌可促进维生素A的合成和构型转化，从而维持正常的适应能力。锌与维生素C有密切关系，补锌可减少维生素C的排泄量。锌与维生素E有协同作用，人体缺锌必然同时缺乏维生素E。

4.锌维护免疫功能

锌是参与人体免疫功能的重要元素，对免疫器官具有营养和调节作用。胸腺作为中枢性免疫器官，对机体的免疫功能有极其重要的作用。缺锌则胸腺发育不良，胸腺激素分泌减少，影响淋巴细胞的成熟，导致机体的免疫功能缺陷。脾脏是体内最大的免疫器官，参与细胞免疫和体液免疫，是产生抗体的主要器官。缺锌时脾脏萎缩抗体减少，免疫功能明显降低。

成人每天只需要13~15毫克的锌，但缺少了它，人体就会出现各种不良状况。比如，缺锌可使儿童、青少年患缺锌性侏儒症，表现为生长发育停滞，骨骼发育障碍，智力及性功能低下，肝脾肿大，皮肤粗糙，伴有贫血、厌食症。另外，还会导致伤口或溃疡面难以愈合；引起或加剧某些疾病，如癌症、心血管系统疾病、肝病、各种复发性感染、视觉减退等。另外，口腔炎、类风湿性关节炎也与体内缺锌有关。

缺锌的人群一般集中在儿童、前列腺患者和素食人群。儿童缺锌的危害极其明显。缺锌使体内各种含锌酶和含锌生长激素的合成减少，这直接影响儿童生长发育，尤其是身高增长缓慢，缺锌还会导致儿童厌食症和异食癖。

研究发现，生活中导致缺锌的主要原因有三：第一，摄入量不足，挑食偏食是主要原因；第二，需要量增加，生长迅速的儿童极易出现锌缺乏；第三，吸收利用障碍，慢性消化道疾病可影响锌的吸收利用，如脂肪泻使锌与脂肪、碳酸盐结合形成不溶解的复合物，从而影响锌的吸收。

通常来讲，若每天随食物进入人体的锌元素能达到10~20毫克，就能保证体内锌的动态平衡。如果锌还是缺乏，高等动物肉类中都含有锌，牛肉是饮食中锌的主要来源。一般是动物性食物含锌量大于豆类与谷物，而豆类和谷物又多于水果与蔬菜，在贝壳类水产品，牡蛎内含锌最多，瘦肉、鸡蛋、肝、肾、虾皮与鱼中含锌量较高。大豆、绿豆、花生、核桃、栗子、芝麻、小麦、小米、薯干、松蘑、紫菜、南瓜、丝瓜、芹菜、胡萝卜等食物都含有一定量的锌。

铜是人体内30余种酶的活性成分，如抗坏血酸氧化酶、细胞色素氧化酶等都含有铜。铜还是血浆铜蓝蛋白的重要组成部分，在保持循环完整性中，微量的铜也是必不可少的，如果缺铜，也会引起贫血。铜和铁一起参与造血过程，促进铁由"铁库"进入造血"机器"——骨髓之中，以加速血红蛋白和卟啉的合成。铜还影响铁的代谢，缺铜使肠道减少对铁的吸收，使肝、脾内的"铁库"储存的铁量减少，血清铁降低。含铜的超氧化物歧化酶存在于红细胞、肝脏及脑组织中。机体内的超氧化物具有毒性，而超氧化物歧化酶可使此物迅速分解，故铜对机体有解毒作用，而且对人体抗衰老、防止皮肤老化等也有重要作用。

人体缺乏铜的临床表现首先是贫血，预计随着长时间、高营养静脉输液技术的应用，在成人中因铜缺乏引起贫血的比例可能增加。此外，铜缺乏也可发生腹泻和卷发综合征，表现为：进行性智力活动低下，毛发角化障碍、出现卷曲，长骨干髓端异常，体温过低等。缺铜还会引起胶原与弹性蛋白的合成障碍，导致骨质疏松。青少年则表现为骨骼发育不良，影响身高。

如果要补铜，可以从软体动物、硬壳果与动物肝肾中摄取。尤以鹅中含铜量最高。其他如猪血、羊血、花生、大豆、糙米、芝麻、菠菜、南瓜、蘑菇、大料、柿子、桃子、杏子、葡萄等中都含有一定量的铜，而乳类中含铜量较少。应当注意，补铜并非越多越好，体内铜过多反而有害。高血铜可影响脂类的代谢过程，如加强对不饱和脂肪酸的氧化，增加体内自由基的水平，从而引发一系列的病理改变，如加速衰老、增加动脉硬化的概率等。

酸奶，用乳酸菌强化免疫功能

人体除了皮肤、肝脏、气血运行的通道等是毒素容易滞留、堆积的地方，肠道更是毒素在人体里藏身的好处所。通常，我们的肠道中共生着无数的菌落。它们主要分为三大类：双歧杆菌、乳酸杆菌等帮助人体维持健康的菌体；大肠杆菌、大肠球菌等在特殊情况下对人体有害，正常情况下对人体有益的菌类；还有葡萄球菌和绿脓杆菌。它们各自的量比较均衡的时候，便可以在我们的肠道里和平共处，帮助人体合成维生素，促进肠动力以提高人体消化吸收的功能。但是，当它们的含量失衡的时候，即有害细菌占优势，有益细菌越来越少，就会导致肠道内垃圾堆积，毒素累积，进而影响健康。

酸奶富含益生菌，可增加肠道内双歧杆菌、乳酸菌的数量。乳酸菌是肠道清道夫，它能在肠内定居，使肠道菌相的构成发生有益变化，促进体内消化酶的分泌和肠道蠕动，清除肠道垃圾、抑制腐败菌的繁殖。双歧杆菌则具有维护肠道正常细菌菌群平衡，在肠道内合成维生素、氨基酸，抑制病原菌的生长，防止便秘，抗肿瘤，提高机体对钙离子的吸收，降低血液中胆固醇水平，提高消化率，增强人体免疫功能等多种功效。同时，酸奶中还含有多种酶，可以促进人体对食物的消化和吸收。可以毫不夸张地说，酸奶就是我们提升肠动力的法宝，有了它的帮忙，肠道内的垃圾和毒素想滞留都难。每天早晚都来一杯酸奶，便会肠动力十足，身体对营养的消化吸收、对毒素的排泄就会非常顺畅，所以很少会被斑痘、便秘等毛病缠身了。身体清爽了，气色、肌肤、身材和精神状态当然也就能够处于良好的状态了。

还有一点也很重要，酸奶由纯牛奶发酵而成，发酵的过程使酸奶更易消化和吸收，发酵后产生的乳酸，可有效地提高钙、磷在人体中的利用率，所以酸奶中的钙磷更容易被人体吸收。

鸡胸肉，让你每天元气满满

现代营养学上一直有"红肉"和"白肉"之分，前者指的是猪、牛、羊等肉类；后者指的是禽类和海鲜等，其营养价值要高于红肉。鸡肉就是白肉中的代表，其增强人体免疫力的作用主要体现在它所含有的牛磺酸上。牛磺酸可以增强人的消化能力，起到抗氧化和一定的解毒作用。在改善心脑功能、促进儿童智力发育方面，具有较好的作用。尤其是乌鸡、火鸡等品种中，牛磺酸的含量更高，比普通鸡肉的滋补作用更强。

鸡肉具有温中益气、补精填髓、益五脏、补虚损的功效，可以治疗由身体虚弱而引起的乏力、头晕等症状。对于男性来说，由肾精不足所导致的小便频繁、耳聋、精少精冷等症状，也可以通过吃鸡肉得到一定的缓解。鸡不同部位的肉的营养成分有所差异。鸡脯肉的脂肪含量很低，而且含有大量维生素，如B族维生素和烟酸，B族维生素具有消除疲劳、保护皮肤的作用；烟酸则能起到一定的降低胆固醇的作用；鸡翅膀中含有丰富的骨胶原蛋白，具有强化血管、肌肉、肌腱的功能；鸡大腿肉中含有较多的铁质，可改善缺铁性贫血。一般来说，老鸡的脂肪含量高于小鸡；鸡肝中的胆固醇很高，与猪肝的含量基本接近，胆固醇高的人不要吃。

由于鸡肉具有很强的滋补作用，现代社会中天天忙忙碌碌、常处于亚健康状态的白领最好多吃一些，以增强免疫力，减少患病概率。但鸡肉中丰富的蛋白质会加重肾脏负担，因此有肾病的人应尽量少吃尤其是尿毒症患者应该禁食。

春季吃香椿，全面提升免疫力

香椿又名香椿芽，是椿树在早春枝头上生长出来的红色嫩枝芽，因其清香浓郁，故名香椿。《山海经》上称"种"，《唐本草》称"椿"。我国栽培、食用香椿已有几千年的历史。早在汉朝，我们的祖先就已经开始食用香椿，到唐代时，它就和荔枝一样成为南北两大贡品，深受皇上及宫廷贵人们的喜爱。

宋代苏轼曾作《春菜》："岂如吾蜀富冬蔬，霜叶露芽寒。"盛赞"椿木实而叶香可啖。"清代人有春天吃椿芽的习俗，谓之"吃春"，寓有迎新之意。民间有"门前一株椿，春菜常不断"之谚，和"雨前椿芽嫩无丝"之说。关于香椿的药用功能，据《本草纲目》和《食疗本草》记载，香椿具有清热利湿、利尿解毒之功效，可清热解毒、涩肠、止血、健脾理气、杀虫固精。

现代医学研究表明，香椿含有维生素E和性激素物质，有抗衰老和补阳滋阴的作用，故有"助孕素"的美称；香椿是辅助治疗肠炎、痢疾、泌尿系统感染的良药；香椿的挥发气味能透过蛔虫的表皮，使蛔虫不能附着在肠壁上而被排出体外，可治蛔虫病；香椿含有丰富的维生素C、胡萝卜素等，有助于增强机体免疫功能，并有润滑肌肤的作用，是保健美容的良好食品。因此，人们在春天多吃香椿，能全面提升免疫力，养护身体健康。

需要注意的是，香椿为发物，多食易诱使痼疾复发，故慢性疾病患者应少食或不食。同时，有两种人不宜吃香椿：一是得了过敏性疾病，也就是过敏体质的人，比如得过敏性紫癜等的病人；二是患过大病的病人，比如得过肾衰的病人。

此外，香椿叶捣烂后用酒冲服，可治唇上生疮；香椿芽洗净捣烂，擦抹脱发处，可促使头发重生；香椿芽用清水煮后食用，或用沸水冲泡饮用，可控制血糖。

茯苓——健脾利湿，能最快提升人体免疫力

茯苓的功效十分多：健脾、安神、镇静、利尿，能全方位地增强人体的免疫能力，被誉为中药"四君八珍"之一。

茯苓生长在土壤中，而且是大树根部附近，它能收敛阴气，让其趋向收藏。

"人过四十，阴气减半"，如果人的肝木之气得不到足够的阴精制约，就会渐渐偏离常道在体内妄行，导致头晕、手足摇动等肝风太过的症状出现。茯苓对中老人而言绝对是延年益寿的良药。

在古代，人们对茯苓推崇备至，因为他们认为那是大树之精华生的奇物，有十分好的养生功效，据说慈禧太后长年内服的13个保健长寿药方中，约有一半的药方都含有茯苓。

白茯苓有多种食用方法，最简单的做法是把茯苓切成块之后煮着吃，还可以在煮粥的时候放进去。另外，可以把茯苓打成粉，在粥煮好的时候放进去，这样人体就更容易吸收了。

对于中老年人，茯苓具有补益的功效，但对于正处在生长发育期的儿童

与青少年就不太适合了。因为孩子处在发育阶段，生机益然，正需要肝木之气的生发之性来支持，而此时的人体也有完全足够的阴精来与肝木的生发之性相抗衡，所以人体能像树木那样长高长壮。

给未成年人吃茯苓，等于在扼杀他们的生发之机，给健康带来不利。未成年人只有在生病等非常特殊的情况下，经过医生的检查后才能服用茯苓，作为家长，千万不要自作主张煎煮茯苓给孩子吃。

西蓝花防癌：你吃了吗

西蓝花并非是每个人都喜爱的蔬菜，但总能在午餐残留的肉汤里找到它。许多孩子觉得它很难吃。还是希望讨厌西蓝花的人与这种蔬菜建立更好的关系。为什么呢？因为所有蔬菜中，西蓝花与抗癌关系密切。其中发现的重要化学物质能阻止这种魔鬼般疾病的进程。

然而，情况比较复杂，仅有一半的人能从西蓝花这令人惊奇的抗癌作用中完全获益，对于另一半人来说其有效物质在起作用前就从尿液中排出去了。

对很多人来说，西蓝花就像是待在角落里典型的聪明小孩——充满优点但并不有趣。但它并非一直这样，在古罗马它可是在A级菜单中的。

古罗马人经常规律性地食用西蓝花，将之与酒、奶油、沙司一起食用，他们甚至培育了新品种。

从营养学角度看，西蓝花绝对有优势，其纤维及钙含量高，脂肪少。它是叶酸及维生素C很好的来源，这两种物质能促进机体吸收铁，而西蓝花同样也含铁。事实上，一杯熟西蓝花与一杯牛奶的钙量相当，其中的含铁量为每日推荐摄入铁量的10%，含维生素量恰好是每日所需。

西蓝花在医学上很有潜力，它含有微量元素铬，能阻止成人糖尿病的发作。但西蓝花令人惊奇的作用还是其抗癌能力。

癌症研究者对胡萝卜素非常感兴趣，在全世界很多实验室的研究中都显示了其抗癌特性。当DNA出现错误时会形成肿瘤，这在大多数细胞及功能蛋白质合成载体的过程中可发生。细胞每次分裂时错误指令会复制，这一过程持续发生，因而错误发生机会很高。

食物与人体的关系部分取决于基因构成。西蓝花中的化学物质，看似对抗癌有效，但仅对有特定基因序列的人群起作用。

癌症的发生是随机的，谁也不愿有这样的机会。特定毒素（如存在于烟草中的毒素）会明显增加癌症发生的机会。所有可能引发癌症的化学物质称为致癌原。

人体修复系统不断进化，因此可辨识并修正错误的DNA，但是致癌原使这些修复系统失效。如果错误没能发现，那么每次DNA复制错误也会再次出现。危害最大的错误类型是使新生细胞无控制地分裂，从而形成肿瘤。肿瘤中的每一新细胞均携带错误DNA。

西蓝花中的有益化学物质胡萝卜素有3种抗癌方式。第一，它能减慢受损细胞的生长速度；第二，它能促使癌细胞死亡，减慢肿块的形成；第三，也是最重要的，胡萝卜素使细胞产生许多不同的酶，在体内形成重要的抗癌防线，这是体内排毒系统的一部分，能加速去除致癌原。

需要提醒的是，如果希望通过食物对抗癌症，没必要仅依赖西蓝花。许多化学物质能对抗不同疾病，包括癌症。原则是饮食均衡，饮食中应包含各式各样的水果及蔬菜。

食物不耐受的人怎么吃

食物不耐受是一种比较复杂的变态反应性疾病，就是指人体免疫系统会把进入体内的某种或者多种食物当成有害物质，然后针对这些物质产生一些特异性的抗体与这些食物产生一些炎症反应。如可能会出现慢性腹泻、乏力、头痛、高血压、消化不良、皮疹等症状。简单地说，就是某种食物不能被完全消化、吸收，蓄积在体内，引起疾病。

另外，消化不良、胃肠菌群失调，过度紧张、焦虑等情绪因素的影响，也会导致食物不耐受，所以生活中要注意饮食均衡、保持情绪舒畅。

食物不耐受与日常饮食密切相关，越是常吃的食物越有可能引起症状。而且食物不耐受的发生率很高，据统计，约有一半以上的人会对某种或某几种食物不耐受。其中，婴儿和儿童的发生率比成人高。大多数食物不耐受患者表现为胃肠道症状和皮肤症状，但不仅限于此，不同的人对于同一种食物产生不耐受时，症状没有特异性并且多种多样，如出现以下症状要考虑是食物不耐受的可能。

消化系统：腹痛、腹泻、恶心、胃肠胀气、口臭、口腔溃疡；

皮肤系统：湿疹、荨麻疹、痤疮；

神经系统：头晕、头痛、偏头痛、失眠；

精神系统：焦虑、抑郁、注意力不集中、暴躁易怒、坐立不安；

呼吸系统：慢性鼻炎、鼻窦炎、哮喘、慢性咳嗽；

肌肉骨骼系统：关节炎、关节疼痛；

泌尿系统：阴道分泌物、尿频、尿急；

心血管系统：高血压、胸部疼痛、心律不齐、心跳加速；

其他系统：疲劳、晕眩、体重快速变动、肥胖、磨牙等。

食物不耐受造成的症状大都是慢性反应，需要根据个体情况调整饮食结构。不仅要避免不耐受食物，对含有不耐受食物成分的各类食物也要避免。比如，对小麦不耐受，那么所有含有小麦的食物像馒头、面包、饼干等都不能吃。一定要严格按照医生给出的限食计划进行，经过一周至数月的调整，症状慢慢消退，身体情况会显著好转。考虑到身体所需营养的补充，可以考虑用食物替换，如不能吃小麦的，可以吃小米、糯米等代替，具体的饮食规划要咨询专业医生。

不耐受食物的调整方法	
分级	**建议**
重度不耐受（5~6级）	停止食用此类食物6个月，之后每隔4天食用1次，3个月后若无症状复发，再正常食用
中度不耐受（3~4级）	停止食用此类食物3个月，之后每隔4天食用1次，3个月后若无症状复发，再正常食用
轻度不耐受（1~2级）	避免每天大量食用此类食物，原则上可以安心食用

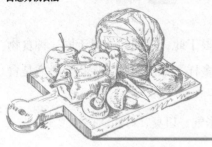

一日食谱：
增强免疫力

早 餐	胡萝卜洋葱煎饼	瓜子仁 30 克
	糯米红枣粥	水煮蛋 1 个
午 餐	小米糯米饭	烫菠菜 / 空心菜
	咖喱牛肉	雪梨汤
加 餐	橙子 1 个	葡萄干 25 克
晚 餐	鸡汤小馄饨	蒸南瓜
	麻酱莜麦菜	莲藕炖排骨

注：个别需要注意量的食物给出了克重，其他食物根据身体需要控制好量

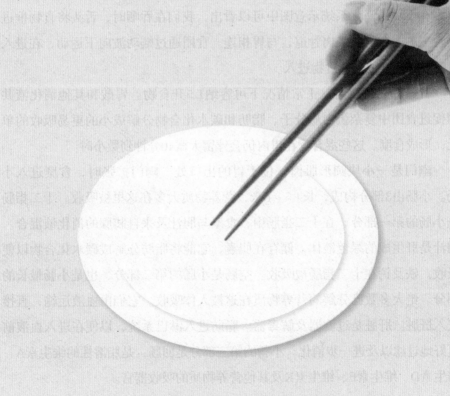

第四章

从胃肠武装到大脑，
给身体器官最佳营养

清肠养胃食为先

营养改造健康，首先要了解消化系统

要了解食物究竟有哪些神奇的作用，我们先要了解人体的消化系统。消化系统负责分解和消化食物，是人体与食物联系最为密切的系统，也是将食物和身体其他组织和系统联系在一起的纽带。在学校的时候你至少学过一次消化系统的图表，我们来简要回忆一下，在此，简要总结每一个器官在摄取和输出营养时是如何起作用的。

当把食物放进嘴里之后，通过牙齿咀嚼、唾液腺分泌出唾液，最后，食物被捣碎成糊状，形成软的球状物，即食团。

在下页的消化系统示意图中可以看出，我们在吞咽时，舌头将食物推进食管——一个长的肌肉管道，与胃相连。食团通过蠕动波向下运动，在进入胃时，瓣膜开放，使食物进入。

胃是一袋状肌肉，正常情况下可容纳1.5升食物。胃酸和其他消化液共同促进食团中复杂蛋白质分子、脂肪和碳水化合物分解成小的更易吸收的单元，形成食糜。这些混合物在胃内仍会停留大概40分钟到数小时。

幽门是一小块圆形肌肉，位于胃的出口处。幽门扩张时，食糜进入小肠。小肠由3部分构成，长4.5～6米，营养物质大多在这里被吸收。十二指肠是小肠的第一部分。在十二指肠中，食糜与胆汁及来自胰腺的消化液混合。胆汁是肝生成的绿色液体，储存在胆囊，它能将脂肪分解成碳水化合物以便吸收。铁及钙在十二指肠被吸收。空肠是小肠的第二部分，也是小肠最长的部分。绝大多数已分解的营养物质在这被人体吸收。它们由血液运输，直接进入肝脏。肝脏是过滤器及解毒器。脂肪进入淋巴系统，以便在进入血液前更好地过滤以及进一步消化。小肠的第三部分是回肠，是脂溶性的维生素A、维生素D、维生素E、维生素K及其他营养物质的吸收器官。

肠内容物经回肠与大肠相连的入口进入结肠，水分在这里被吸收，这里还有上亿个细菌分解不能吸收的碳水化合物（可溶性纤维）。不易吸收的物

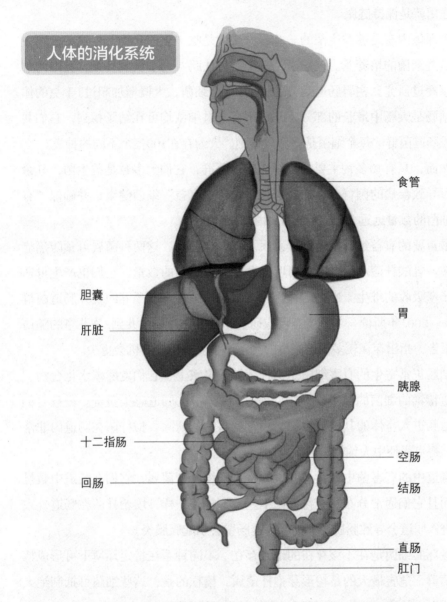

人体的消化系统

食管

胆囊

肝脏

胃

胰腺

十二指肠

空肠

回肠

结肠

直肠

肛门

质及胆汁中包含的坏死的血细胞储存在结肠，并缓慢前移至直肠。直肠充满时应去厕所，排泄物通过肛门排出。

要想肠道好，细菌少不了

当你咽喉发炎时，医生也许会开一个疗程的抗生素。这些药物可杀死寄生在体内的致病菌，可你是否知道这同样也会杀死体内的益生菌，而它们的重要作用就是保持健康。

确保体内有足够益生菌的一个好方法就是吃"史前食物"，这些食物中含有这些细菌的培养基。但这真是一个好方法吗？为了找到答案，英国的营养学家经过研究。在胃肠道有大约100万亿个细菌，大概增加超过1千克的体重。结肠是大肠中最长的部分，几乎所有肠道细菌均可在结肠找到，它们共同组成肠道菌群。每个细菌是一个单细胞，大约存在100多个不同的种类。

然而，只有40多种主要细菌组成肠道菌群，它们大多数是益生菌，其余的是可导致疾病的菌群。你的任务就是保持"有益"细菌健康，并确保"有益"细菌的数量远远多于"有害"细菌。

最重要的有益细菌是乳酸杆菌属及双歧杆菌属，这两种菌属可预防癌症的形成。乳酸杆菌产生乳酸，可明显减少有害细菌的数量，它们也产生可通过结肠壁吸收的维生素K及维生素B_{12}。双歧杆菌占母乳喂养的婴儿肠道菌群的90%。2001年斯德哥尔摩变态反应研究中心发布对新生儿到2岁儿童的随访研究报告，指出存在较多肠道菌群的儿童产生变态反应的机会更少。

结肠正常寄生的有害细菌是拟杆菌属，事实上，它们发酵碳水化合物，减少更糟糕的细菌的数量，但它们需对大约70%的肠道感染负责。一旦它们离开结肠进入身体的其他部位，你一定要将它们清除。拟杆菌在肠道内非常常见，每克粪便中大约有1 000亿个。

肠道中的有害菌中最臭名昭著的是大肠埃希杆菌属，它们在肠道中数量大，而且它们通常分布在有益细菌中。像拟杆菌一样，埃希杆菌在肠道外致病，进入尿道会导致膀胱炎，如果穿透肠壁会引起腹膜炎。

最坏的细菌是在不该存在的地方存在。不同种系在特定环境下可形成特定的菌群，危害最大的是梭形芽孢杆菌属，糟糕的是，这些细菌可抵制绝大多数抗生素及酸，因此它们可通过酸性的胃部进入肠道。

梭形芽孢杆菌感染很常见，患者在使用抗生素一个疗程后，肠道内的正常菌群减少，但它们仍在生长。这种细菌数量的增加可导致肠道炎症，而细菌产生的毒素会导致腹泻。

人在出生之前，结肠内根本没有细菌。如果自然分娩，婴儿将从母亲那获得肠道菌群——阴道周围的"有益"细菌。研究发现剖宫产的婴儿获得的

益生菌少，而有潜在危害的细菌
较多。

与母亲亲密接触是非常重要
的，用母乳喂养同样有好处，孩
子可在嘴与乳头的接触中获得有
益细菌，母乳是完美的肠道菌群
培养基，而婴儿当然是母亲细菌的直接继承人。

胃肠胀气

肠道内许多细菌会产生气体而导致胀
气，我们排放的混合气体中有很大一部分
是我们吞咽的单一气体。

有益细菌完全与结肠环境适应，因此，它们生长旺盛，能抑制有害细菌
数量的增长。它们在争夺空间及食物的斗争中取胜，因而有害细菌没有立足
之地。若你吃东西时无意吃了有潜在危害的细菌，有益细菌必须一直处于防
护状态。

我们与有益细菌已进化成联合共存的关系，这种合作关系被生物学家称
为共生。我方的"合同"很直接：提供它们生存的理想环境，给它们供食。
我们只喂给它们残留物，而不是原料。

有益细菌在发酵的膳食纤维中生存，植物性食物中含有纤维，这就是
我们需要吃水果及蔬菜的一个原因。人体不能消化纤维，当它完全通过结肠
时，饥饿的细菌正在那等着。

纤维有两种类型：易吸收水分的可溶性纤维及不易吸收水分的不可溶性
纤维。坚果及种子提供许多可溶性纤维，豌豆及扁豆也是。大米、胡萝卜及
黄瓜中含有不可溶性纤维。正如你想的那样，可溶性纤维比不可溶性纤维更
容易发酵。

发酵的纤维加工产物可直接通过结肠壁，人体可利用这些物质，事实
上，大约10%的能量是由它们提供的。

结肠内的发酵物可有助于吸收微量元素，一些发酵物还有利于对抗癌
症。有益菌还担任其他重要角色，如在婴儿时期提高机体免疫力。有益细菌
还可消耗有害细菌产生的一些气体，减少排放量。

大多数时候，有益细菌生长旺盛并控制着数量少的有害细菌；当你生
病、疲倦、充满压力或是服用抗生素时，肠道菌群会受侵。

当肠道菌群数量减少时，有害菌以不可控制的力量生长，当然，有益细

菌不能再发挥重要作用了。当肠道中纤维酵素含量少时，粪便中液体潴留，导致形成水样便。肠道菌群少，肠道可能运动不规则，你将感到嗜睡，同时你会发现放屁比平时频繁。

因此你必须确保有益细菌健康。问题是如何才能保证这一点？很明显，高纤维饮食可使肠道菌群保持活力。当然，你也可买加工品，如益生元。

益生元不含任何活细菌，相反，它们能为有益菌提供食物，有点类似于向不健康的草坪施肥。益生元是不易消化的碳水化合物，能使活性的有益菌生长旺盛，它们主要是可溶性纤维，存在于洋葱、大蒜及香蕉中。

益生元并不是活的细菌，这样的产品保存时间更长。许多营养学家认为，人体需大量补充益生元以使生活在肠道中的有益细菌真正改变。

黄色食物滋养脾胃有一套

中医认为，五行中的土对应黄色，因此，当黄色食物被人体摄入后，其营养物质主要集中在中医所说的中土（脾胃）区域。

黄色对应人体五脏的脾和六腑的胃，所以黄色食物如地瓜、黄豆等，都可以保护脾胃健康，维持脾主运化、主升清、脾统血的功能；这些功能主要是将吃进的食物转化为营养，再将这些营养物质传送至全身，并代谢身体的废弃物，是身体血液、精气、身体动力的来源，五脏六腑都仰赖脾胃的滋养，也就是说人体的健康与否，都看脾胃功能是否良好。

黄色食物多半味甘，气香，性属土，大多入足太阴脾经和足阳明胃经。现代医学也证实，黄色食物多为五谷根茎淀粉类，如香蕉、橙子、地瓜、木瓜、胚芽米等，它们主要含淀粉和糖，是人体能量的主要来源，可滋养脾、胃。南瓜、玉米、花生、大豆、土豆、杏等黄色食物，可提供优质蛋白、脂肪、维生素和微量元素等，常食对脾胃大有裨益。此外，在黄色食物中，维生素A、维生素D的含量均比较丰富。维生素A能保护肠道、呼吸道黏膜，可以减少胃炎、胃溃疡等疾患发生；维生素D有促进钙、磷元素吸收的作用，进而起到壮骨强筋之功。

黄色食物还能通过保护脾脏来刺激神经，使人心情开朗，能增强记忆力，使精神更集中，有助于提高逻辑思维能力，提高人的学习和工作效率。

所以，在学习、工作中如果注意力总是不能集中，喝一杯甘菊茶就能使你的思维进入集中的状态。

只要你喜欢，香菜开胃吃得香

胃是一个特殊的器官，酸甜苦辣、荤素五谷都要在胃里消化，而胃又是一个颇为娇嫩的器官，不注意保养便可能出现问题。有些人吃饭不定时，有的饥一顿饱一顿，有的经常吃刺激性较大的食物，这都对人们的胃口造成了伤害。长此以往，人就会失去原来的"好胃口"。这里介绍一样让你找回好胃口的本草——香菜。

香菜是一种人们经常食用的蔬菜，具有增加食欲、促进消化等功能。《本草纲目》曾记载香菜有："性味辛温香窜，内通心脾，外达四肢。"香菜还具有和胃调中的功效，因为香菜辛香升散，能促进胃肠蠕动，具有开胃醒脾的作用。

现代医学证实，香菜营养丰富，内含维生素C、胡萝卜素、维生素B_1、维生素B_2等，同时还含有丰富的矿物质，如钙、铁、磷、镁等。香菜内还含有苹果酸钾等。香菜中含的维生素C的量比普通蔬菜高得多，一般人食用7~10克香菜叶就能满足人体对维生素C的需求量；香菜中所含的胡萝卜素要比西红柿、菜豆、黄瓜等高出10倍多。

而且，香菜中含有许多挥发油，其特殊的香气就是挥发油散发出来的。它能祛除肉类的腥膻味，因此在一些菜肴中加些香菜，能起到去腥膻、增味道的独特功效。香菜提取液具有显著的发汗、清热、透疹的功能，其特殊香味能刺激汗腺分泌，促使机体发汗、透疹。

一般人均可食用香菜。患风寒外感者、脱肛及食欲缺乏者、小儿出麻疹者尤其适合。人们可以在饭前先吃一点开胃的菜和汤，使胃液分泌活跃起来，使胃处于消化吸收的准备状态。但是患口臭、狐臭、严重龋齿、胃溃疡、生疮者要少吃香菜，麻疹已透或虽未透出而热毒壅滞者不宜食用。

对于一些常见的脾胃小症状，香菜有很好的缓解效果。

（1）胃寒痛：香菜叶1 000克，葡萄酒500毫升，将香菜浸入，3日后去叶饮酒，痛时服15毫升。

（2）痔疮肿疼与脱肛：香菜煮汤，用此汤熏洗患处。

（3）消化不良、食欲缺乏：香菜子（果实）6克，陈皮、六曲各9克，生姜3片，水煎服。

（4）呃逆：香菜叶6克（鲜叶加倍），生姜3片，开水泡或煎一沸，趁热服。

（5）呕吐反胃：新鲜香菜适量捣汁1匙，甘蔗汁2匙，加温服，一日2次。

小米，脾胃虚弱的老弱病孕离不了

中医认为小米有和胃温中的作用，小米味甘咸，有清热解渴、健胃除湿、和胃安眠等功效，内热者及脾胃虚弱者更适合食用它。有的人胃口不好，吃了小米后能开胃又能养胃，具有健胃消食，防止反胃、呕吐的功效。

在所有健胃食品中，小米是最绿色也最没有副作用的之一，它的营养价值较高，每100克小米含蛋白质9.7克，比大米高，含脂肪1.7克，含碳水化合物76.1克，都不低于稻、麦。一般粮食中不含有的胡萝卜素，小米每100克含量达0.12毫克，维生素B_1的含量更是位居所有粮食前列。由于小米不需精制，它保存了许多的维生素和无机盐。除了丰富的铁质外，小米也有蛋白质，B族维生素、钙、钾、纤维素，等等。因为小米性质是碱性的，所以烹煮时不需要加太多的盐或干脆不用盐煮。

而且，小米非常易被人体消化吸收，故被营养专家称为"保健米"。对于老弱病人和产妇来说，小米是最理想的滋补品。

我国北方许多妇女在生育后，用小米加红糖来调养身体。小米熬粥营养价值丰富，有"代参汤"之美称。小米之所以受到产妇的青睐，皆因小米中含铁量高，所以对于产妇产后滋阴养血大有功效，可以使产妇虚寒的体质得到调养。

小米粥是健康食品，可单独熬煮，亦可添加大枣、红豆、红薯、莲子、百合等，熬成风味各异的营养粥。对脾胃虚弱，或者在夏季经常腹泻的人来说，小米有很好的补益作用。与山药熬粥，可强健脾胃；加莲子同熬，可温中止泻；食欲缺乏者，可将小米加糯米与猪肚同煮而食，方法是将小米和糯米浸泡半小时后，装到猪肚内，炖熟后吃肉喝汤，内装的小米和糯米取出晾干，分次食用。小米磨成粉，可制糕点，美味可口。但注意淘米时不要用手搓，忌长时间浸泡或用热水淘米，因为这样容易导致小米中的营养素流失。

美中不足的是，小米的蛋白质营养价值没有大米高，因此不论是产妇，还是老弱人群，都不能完全以小米为主食，应合理搭配，避免缺乏其他营养。

舌尖上的大脑

通过优化饮食结构强化大脑功能

脑细胞所需要的营养是多种多样的，正确的饮食方式才能吃出"健康大脑"。

食物种类多样化

大脑所需食物种类要多样化。但饮食多样化并不意味着什么都要吃，吃的种类越多越好。根据大脑对营养的需求量，日常饮食中最常见的五大类要经常摄入：

（1）粮谷类，包括米、面、薯类等，主要为人和大脑提供碳水化合物、蛋白质、B族维生素，也是热能的主要来源。

（2）油脂类，油脂是体内热能的重要来源之一，每克油脂产热约37.67千焦，是蛋白质及碳水化合物的2倍之多。油脂类包括各种植物性油和动物脂肪。这类属于高能量食物，能够间接为大脑提供所需的能量。

（3）动物性食物类，包括畜肉、禽、鱼、蛋、虾、牛奶、动物内脏及海产品。动物性食物主要为人体提供蛋白质、脂肪、矿物质、脂溶性维生素、B族维生素和矿物质等。

（4）蔬菜水果类，蔬菜和水果是膳食的重要组成部分，主要为人体提供膳食纤维、矿物质、维生素C和胡萝卜素，有增进食欲、促进消化、维持体内酸碱平衡的作用，近年来在防病治病中的特殊功效也引起人们的重视。

（5）大豆及豆制品，主要为人体和大脑提供蛋白质、脂肪、矿物质和膳食纤维。在日常饮食中只有这五类食物都适当摄取，才能保持大脑营养的均衡。在各类食物中还要尽可能地选择不同的食物品种，比如动物性食物可轮流选择猪肉、鸡、鸭、淡水鱼、海水鱼、牛奶、蛋类；蔬菜类多选用一些绿色或其他深色蔬菜；粮谷类的米饭、馒头、面包都要吃，还可适当吃些杂粮和薯类等。

保持适量

饮食不足会导致大脑营养不足，但饮食过量的危害绝不亚于食量不足，任何一种营养素长期不足或过多，都会影响身体的健康。因此保持适量最好。适量就是要求各种食物中的营养素的数量要适当，不多也不少，恰好满足身体的需要。

我们都知道暴饮暴食对肠胃不好，容易产生消化不良或者其他胃病。其实暴饮暴食对大脑也同样有害。过饱使身体和脑神经都处于疲劳状态，使大脑灵敏度降低，所以会有"饱乏"的现象。

长期过饱会还会影响大脑智力发育。现代营养学研究发现，进食过饱后，大脑中被称为"纤维芽细胞生长因子"的物质会明显增多。如果长期饱食的话，势必导致脑动脉硬化，出现大脑早衰和智力减退等现象。

食物搭配要均衡

合理的搭配主要表现在日常饮食得法上。如果饮食得法，营养均衡，就能保证大脑所需。营养均衡首先要做到人体所需的蛋白质、脂肪、碳水化合物、维生素、无机盐和水供给的均衡，另外还要注意以下几个方面的均衡。

（1）主副均衡。小米、燕麦、高粱、玉米等杂粮中的矿物质营养丰富，人体不能合成，只能靠从外界摄取。因此，不能只吃菜、肉而忽视主食。

（2）三餐均衡。一日三餐是大脑获取能量的主要渠道，按照科学的饮食原理来说，一日三餐热量的分配比例应该保持在早餐30%，午餐40%，晚餐30%左右。同时，早餐讲究营养，午餐讲究丰盛，晚餐要清淡。

（3）生熟均衡。我们的生活中要食用的食品大致包括生食、熟食和半成品。有的食物必须熟食才有利于消化、吸收，而有的食物做熟后会失去营养。最好的办法是，能生食的食物要尽量生食。

（4）味觉均衡。酸、甜、苦、辣、咸是所有食物的基本味道。人们并不满足单一的味道，这是人体对各种营养的需要决定的。保持味觉平衡，才能全面摄取营养，有益身体健康。

（5）粗细均衡。粗粮中保存了许多细粮中没有的营养，但长期大量食用，会使人对蛋白质和脂肪的吸收降低。因此，平时应做到粗细均衡，才能保证人体对各种营养的需要。

（6）酸碱均衡。碱性食物多为植物性食物，它的pH值一般较高，酸性食物多指动物性食物，它的pH值较低。酸碱两性食物进行中和才有利于人体健康，若失去平衡，就容易发生病变。

（7）颜色均衡。红、黄、黑、白、青、蓝、紫是食物所具有的最基本的7种颜色。每种颜色所含营养也不一样，颜色的平衡，也就是营养的平衡。

易于消化吸收

营养再丰富的食物。如果其中含有的营养不能被有效地吸收利用，它的价值就不能完全发挥出来。补脑不仅要吃好，还要知道怎样吃才能易于消化和吸收。

（1）合理选择与搭配食物。在上文中我们已经讲过，食物的搭配要均衡。事实证明，荤素搭配要远远比单纯吃素食或荤食效果好得多，干与湿的搭配要远远比单纯吃干食效果好得多，酸性食物与碱性食物的搭配要远远比单纯吃碱性或酸性的食物好得多。同时，不同种类的食物混合吃，如豆类与谷类同吃，豆煮稀饭、杂合粥、面、蔬菜加豆制品以及粗细粮混吃等都能起到营养互补的作用。

（2）定时定量的饮食。人类的一日三餐都有固定的时间，这些时间都是根据科学依据而制定出来的，也得到了千百年的实践证明。饮食时间固定的人到了饮食时间自然而然会产生食欲，随着饮食时间的固定，人体消化腺的分泌和消化道的蠕动也已经形成了规律性的运动，到了固定时间会自动开始工作，进行消化。

（3）重视食物的合理加工。在食物的加工制作方面，首先要把食物烧透煮熟。这样既杀死了黏附在食物上的各种有害微生物，同时，又因食物在加工中发生物理化学变化，成了易被人体消化的半成品。也可以把半成品加工成成品，现在超市里有很多半成品食品，这些半成品食品没写经过加工是不能食用的。为了充分利用食物中的各种营养素，对食物要采用最科学的烹调方法。如大豆含有丰富的蛋白质，干炒大豆其味虽香，但消化率只有60%。如果把它做成豆浆、豆腐等豆制品，则消化率可提高到90%以上。

（4）要有一个良好的进食环境。好的就餐环境会使人心情舒畅，食物被人体消化吸收快。所谓好的就餐环境主要是指就餐的卫生环境。大家想想，如果我们的进食环境的空气中蝇飞尘扬、地上污水积存、满屋声响嘈杂，我们会怎样呢？在这样的环境下，你一定会产生厌烦情绪，本来已出现的食欲就会随之减退，这样会使人体对食物的消化吸收率大为下降。

（5）注意进食时的情绪状况。人的情绪状况会直接影响人体对食物的消化吸收率，这是因为人体的一切器官都受大脑的指挥，消化器官的运动和消化腺的分泌活动也不例外。如果一个人在快乐、喜悦的情绪中进食，即使不饿，也会比平时的饭量增加一点；相反如果一个人在忧愁、消极、生气的情绪中进食，即使是富有营养又是自己喜食的食物，也不会有进食的欲望。这是由于大脑抑制了消化腺分泌活动的缘故。另外，进食时要细嚼慢咽，这样食物才易于被人体消化和吸收。影响食物消化吸收率的因素是多方面的，除以上谈到的几点外，吃过多的油脂和甜食，还有在饭前酗酒、饭后大量饮水，吃过热、过于粗糙和霉烂变质的食物以及吃汤泡饭、饭前饭后剧烈运动等。只有按照平衡膳食的合理要求，讲究科学的营养吃法，才能吃出健康的身体。

增强记忆力的食物有哪些

下面的食物可有效增强记忆力。

圆白菜：富含B族维生素，能预防大脑疲劳。

大豆：含有卵磷脂和丰富的蛋白质，每天食用适量的大豆或豆制品，可增强记忆力。

牛奶：富含蛋白质和钙质，可提供大脑所需的各种氨基酸，每天饮用可增强大脑活力。

鲜鱼：富含蛋白质和钙质，特别是含有不饱和脂肪酸，可分解胆固醇。

蛋黄：蛋黄中含有卵磷脂、钙等脑细胞所必需的营养物质，可增强大脑活力。

木耳：含有蛋白质、脂肪、多糖类、矿物质、维生素等多种营养成分，为补脑佳品。

杏：含有丰富的维生素A、维生素C，可有效地改善血液循环，保证脑供血充足，有利于大脑增强记忆。

菠萝：菠萝含有丰富的维生素C和微量元素锰，而且热量少，常吃有生津、提神的作用，有人称它是能够提高人的记忆力的水果。

橘子：橘子含有大量维生素A、维生素B_1和维生素C，属典型的碱性食物，可以消除大量酸性食物对神经系统造成的危害。学生考试期间适量常吃些橘子，能使人精力充沛。此外，柠檬、广柑、柚子等也有类似功效，可代替橘子。

辣椒：辣椒中的维生素C含量居各蔬菜之首，胡萝卜素和维生素含量也很丰富。辣椒所含的辣椒碱能刺激味觉、增加食欲、促进大脑血液循环。研究发现，辣椒的"辣"味还是刺激人体内追求事业成功的激素，使人精力充沛，思维活跃。不过辣椒以生吃效果更好。

葡萄汁：常饮葡萄汁有益于延长寿命。适当饮用葡萄酒也有同样效果，但由于酒精会对神经产生麻痹作用，因而葡萄汁是更好的选择。葡萄汁中的抗氧化物质含量高过其他任何水果和蔬菜，且可以提高神经系统的传输能力。除了益寿延年，葡萄汁还可以在短期内提高记忆力。

野生蓝莓果：野生蓝莓果富含抗氧化物质，可以清除体内杂质。在小白鼠身上进行的试验结果表明，长期摄入蓝莓果能加快大脑海马部神经元细胞的生长分化，提高记忆力，防止随着年龄增长而发生的平衡和协调能力的减弱，还能减少高血压和中风的发生概率。

黄花菜：人们常说，黄花菜是"忘忧草"，能"安神解郁"。注意黄花菜不宜生吃或单炒，以免中毒，以干品和煮熟吃为好。

玉米：玉米胚中富含多种不饱和脂肪酸，有保护脑血管和降血脂作用。谷氨酸含量较高，能促进脑细胞代谢，具有健脑作用。

花生：花生等坚果富含卵磷脂，常食能改善血液循环、抑制血小板凝集、防止脑血栓形成，可延缓脑功能衰退、增强记忆、延缓衰老，是名副其实的"长生果"。

一般来说，人体在正常情况下，血液呈碱性，当用脑过度或体力透支时，血液则逐渐变为酸性；所以若长期偏好吃酸性食物，会使血液酸性化，大脑和神经功能就易退化，引起记忆力减退。

含磷、氯、硫的食物都属于酸性食物，如大米、面粉、鱼、肉、鸭蛋、花生、白糖、啤酒等，常常食用会使血液酸化；反之，含有钠、钙、镁的食物则属于碱性食物，如蔬菜、水果、豆类、海带、牛乳、茶叶等。

其中又以海带碱性最大，其次为水果和豆类，所以常用脑的人（如考生、工作繁忙的程序员），都应该多吃海带。

一些干果类，如腰果、核桃及芽菜类如苜蓿芽、豆芽以及菇类，等等，都含有丰富的蛋白质、脂肪、糖类、维生素 A、维生素 E 和矿物质钙、磷、铁等，对人体的记忆力，都有相当程度的帮助。

还有一些含有卵磷脂的食物，像蛋黄、芝麻、花生等，不定期食用，也能产生一定的益智效果。

不要让这些食物损害你的大脑

大脑需要补充多种营养，但并不是所有的食物都是有益健康的饮食，有时候一些食物吃了之后对于我们的身体反而没有什么好处，甚至会给大脑带来伤害，引起大脑反应迟钝，记忆力衰退的现象。下面就来给大家介绍4种有损大脑的食物。

酒：酒精会麻醉大脑

适量的酒被认为"百药之长"，只要喝的方法得当，能起到健体强身之功效，对于心血管疾病有预防效果，但是每天饮用超过白酒一杯，啤酒一瓶就不妙了，因为一旦肝脏吸收酒精的能力达到饱和，酒精就开始舒缓肌肉，破坏大脑与身体的正常交流，使记忆力衰退。也许这也是人们喜爱酒精的一个原因——忘掉烦恼和痛苦。

过量的酒精及其代谢产物不仅会直接伤害神经系统，而且它对肝脏等脏器的损害会间接地对神经系统造成二次伤害。饮酒过量会使你易患许多其他疾病，喝酒者患肾脏病和肝病的机会高于平常人。长期酒精滥用可伴有脑损害及相应的心理功能改变。因为过量饮酒，会造成人体酒精中毒，损害中枢神经系统，甚至导致延脑麻痹；抑制胃液分泌，减弱胃蛋白酶活性，刺激胃黏膜，令人患慢性胃炎，给人体带来极大的危害。

大脑成像技术证明，酒依赖可造成大脑结构的改变。神经心理测验有助于描述酒依赖伴发的心理过程损害的特点。酒依赖严重的神经系统损害后果是器质性遗忘综合征（Korsakoff综合征），其特点是记忆缺陷，最明显的是顺行性遗忘及许多其他认知损害。在最近20余年中，临床和实验研究发现，不论有无Korsakoff综合征，酒依赖者均有认知缺陷。这些缺陷包括信息处理减慢；注意力不集中；抽象、解决问题和学习新信息困难；情绪异常和脱抑制；以及视觉空间能力下降。

糖：糖会让大脑变迟钝

首先，大量摄入糖分会影响头脑健康水平。因为大量的糖分会耗尽身体内储藏的维生素和矿物质。每一勺糖都会消耗一定量的B族维生素，使体内缺乏B族维生素，而B族维生素对改善大脑功能有重要作用。

其次，摄入的糖，如一些精制麦片、饼干、面包、蛋糕和糖果等越多，血糖越不容易保持平衡。血糖不平衡表现的症状包括疲惫、易怒、困倦、失眠、盗汗（尤其在夜间），注意力涣散、健忘、极度口渴、抑郁、梦魇以及消化功能紊乱，出现幻觉等。

最后，糖和神经系统的关系很密切，如果摄入大量的糖分，人体会产生一些异常的行为，如攻击行为、焦虑症、多动症等，严重的情况还会出现注意力涣散、抑郁症、消化功能紊乱、疲劳、学习困难以及经期综合征等。所以，糖虽甜，为了我们的大脑，千万不要贪食。

刺激物：会让大脑中毒

日常生活中常见的让人上瘾的刺激物主要有两方面，一是饮食方面的食品，如浓茶、咖啡、烟、酒、巧克力、可乐和能量饮料等，它们大多含有咖啡因；二是身体所处环境，如极度痛苦、压力过大等。大脑受到刺激会导致肾上腺素和皮质醇含量的升高，这些应激激素的升高会使血糖降低，大脑疲乏，感觉眩晕乏力，心情沮丧。我们这里所讲的主要是饮食方面的刺激。

经常吃含有咖啡因的食品或饮用含有咖啡因的饮料，会让人变得冷漠、沮丧、疲惫、反应迟钝。对于患有心理疾病的人来说，最好远离含有咖啡因的刺激物。对某些人来说，咖啡因摄入过多会引起一些症状，导致精神分裂症和癫狂症的发生。大量摄入咖啡因的人会对咖啡因过敏，同时又无法对咖啡因解毒，这样导致的结果是心理和情绪状态的严重紊乱。

油炸物：会"油炸"大脑

现在常见的油炸食品基本上都是植物油烹制，在油炸过程中会产生反式脂肪酸。而反式脂肪酸对人们的大脑毫无益处。常见的危害主要表现在以下两个方面。

第一，油炸食品能致癌。油炸食品中含有一种丙烯酰胺的化合物，这种化合物是富含淀粉类的食物在高温下油炸分解所产生的，能诱发多种良性或恶性肿瘤，经常食用，癌症发病的危险性会增加很多。

第二，经常食用油炸食品会导致心脑血管病、高血压、肥胖、糖尿病、脂肪肝等慢性疾病的发生。全国营养调查发现，我国成人和儿童的超重与肥胖发病率都大大提高。科学家们对反式脂肪酸在大脑结构以及神经细胞的功能发育过程中产生的影响进行了认真的研究，研究结果表明：反式脂肪酸会被大脑吸收，它们会妨碍神经细胞间的信号传输。通俗地说，就是它们会使大脑变得越来越肥胖，然后无法正常运行。

除此之外，曾有多项研究发现高热量食品会影响大脑的学习认知和记忆功能。对此，专家建议，油炸食品少吃为好。每天男性摄入的反式脂肪酸应不高于5.6克，而女性不高于4.4克。

Ω-3脂肪酸，鱼类中补脑的成分

鲜嫩的三文鱼块，在平底锅中慢慢变白，转而变为金黄色；秋刀鱼刚从船上拿下来就被放在海边的一个户外烤架上。

油质鱼是一种真正有利于健康的食物。鲭鱼及其他的油质鱼是饮食中的重要成分——Ω-3脂肪酸的最好来源。脂肪酸是细胞膜的重要组成成分。细胞膜中适量的脂肪酸对脑细胞尤为重要。Ω-3脂肪酸是一组多不饱和脂肪酸，人体无法自身合成，需从食物或专门营养补充剂中获取。在长期改善记忆力方面，Ω-3脂肪酸的确有积极作用，而吃油质鱼是这种物质的最好来源。Ω-3脂肪酸不仅能增强大脑活力，也有助于应对压力。

不仅油质鱼含Ω-3脂肪酸，白鱼也含此成分，但白鱼中的Ω-3脂肪酸在肝中浓度最高。鱼肝油包含20%的Ω-3脂肪酸，但不可单依赖鱼肝油摄入Ω-3脂肪酸，而忽视维生素A及维生素D的摄入。

除了鱼之外，你可从一系列食物中得到Ω－3脂肪酸。植物性食物中有核桃、油菜籽及亚麻子。一杯有机奶能提供每日推荐α－亚麻酸摄入量的10%，而一块火柴盒大小的奶酪提供的Ω－3脂肪酸超过推荐量的88%。

Ω－3脂肪酸是多不饱和脂肪酸，常可在食物标签上看到，食物中及体内还存在另一种类型的多不饱和脂肪酸——Ω－6脂肪酸。在许多食物如小麦、植物油、鸡蛋及吃谷物的家禽肉中均含Ω－6脂肪酸。

早期人类大都吃鱼和食草动物的肉，因此食物中Ω－3脂肪酸与Ω－6脂肪酸含量一样。在现在的西方国家，许多人摄入Ω－6脂肪酸的量甚至是Ω－3脂肪酸量的10~20倍，主要原因是精加工的谷物及加工食品中含Ω－6脂肪酸，但现代人饮食中的Ω－3脂肪酸水平却前所未有地低。

研究表明Ω－6脂肪酸与Ω－3脂肪酸比例紊乱会引起大脑相关疾病的增多，包括易怒、抑郁、自闭症及老年痴呆。许多研究还表明增加饮食中Ω－3脂肪酸的摄入有助于改善大脑相关疾病的病情。还有一些研究表明，Ω－3脂肪酸能改善儿童的记忆力及注意力。

摄取 Ω－3 脂肪酸

油质鱼	其他食物
鲑鱼、沙丁鱼、鲭鱼（新鲜或罐装）；鳟鱼、鲱鱼；金枪鱼（非罐装）。	核桃、油菜籽、亚麻子、大豆及深绿色蔬菜；羊肉、鹿肉、乌鸡肉包含少量 Ω－3 脂肪酸。

注：成人每天摄入Ω－3脂肪酸的量为0.45克，一周3克，平均摄入量应为这个数值的一半，每周饮食中，为达到推荐摄入量必须吃油质鱼。

大豆食品，预防大脑老化

大豆是我们最常吃的一种食物，含有丰富的人体必需的蛋白质和在体内不能合成的8种必需氨基酸，并且大豆中的蛋白质和氨基酸的比例非常适合人体需求。虽然普通，可营养价值却是非常高的，不仅利于我们补脑，而且经常吃还可以预防老年痴呆。

日本在明治维新以后迅速崛起，在发达国家中也堪称奇迹。据说奇迹发生的秘密就在大豆里面。

在过去，日本人把大豆发酵食品当成家常便饭，每天都吃。早晨是纳豆和味噌汤，中午也是味噌汤，晚上还是味噌汤。做菜的时候绝对少不了酱油。这样的饮食激活了日本人的大脑，成为催生各种最尖端技术的原动力。

当然，有人可能不会做味噌汤，也不爱吃味噌汤，平时做菜也不爱放酱油，那么我们可以喝豆浆。牛奶所含的矿物质主要是钙，而豆浆里面富含钙、镁、铁、锌等多种矿物质，并且比例均衡。豆浆还富含维持大脑功能不可缺少的B族维生素，所以还能让你的大脑焕发生机。

很多咖啡馆也为客人准备了豆奶咖啡，希望大家去咖啡馆的时候点一杯豆奶咖啡。那样的话，你去一次咖啡馆，就等于给你的大脑充了一次电。

另外豆腐、腐竹、豆腐脑等大豆制品也都是很好的健脑食品。

浆果，有益于思考的食物

在讨论如何保持大脑年轻时，不可避免会讨论"使用大脑还是闲置大脑"这一问题。有时即使坚持不断地锻炼思维，大脑也会衰老；当进入老年期时，需要更努力地工作，这样大脑才不会衰老得更快。

自由基会侵袭脑细胞，我们必须采取行动抵制自由基的侵袭，每天吃一把蓝莓会很有效。

蓝莓色泽黑、香味浓，毫无疑问，它富含营养，是健康饮食的最佳选择。

数千年来蓝莓生长在亚洲及南美，野生品种最有营养，其个头小，抗氧化剂含量高。南美是蓝莓产量最高的地方，加拿大的野生蓝莓在全世界是最多的。

研究人员发现吃浆果（尤其是蓝莓）可减少血液中有害胆固醇的含量，降低某些癌症的危害，甚至能阻止泌尿道的感染。但其在保持大脑及思维年轻活跃方面扮演的角色也许最受人关注。

脑细胞会死亡，但是新的脑细胞还会不断生成，细胞之间也会产生新的联系。研究者认为，60岁人的大脑结构与20岁的大脑没有任何区别。成年后，大脑实际上每20年会缩小2%，但这并不意味着它不能很好地运作。对于

80岁的人来说，重要的是新脑细胞能不断生成。

现在，越来越多的老年人比以前的老年人生活得更多姿多彩，70岁以上的老年人数正在迅速增长。在今后的几十年里，退休、变老、智力减退也许是他们最害怕的问题。

没有人希望行动变得缓慢，思维变得迟钝。每个人都害怕记忆力衰退，甚至失忆。阿尔茨海默病以及其他形式的老年痴呆正危及超过1/4的80岁以上的老年人。与年龄相关的认知力下降在身体上不会造成特别不舒服的症状。

总的来说，80岁的人做短期记忆、智力算术等智力测试比那些二三十岁的人要差得多。但是也有许多80岁的人测试成绩和年轻人一样好。也许有的人大脑衰老会延迟，但是为什么他们的大脑衰老能延迟呢？身体发生什么样的变化会导致记忆力下降呢？

和体内的所有组织一样，大脑对不利的侵入因子能产生防御作用，这称为炎症。虽然炎症对身体有利，但当我们看到或感到炎症发生时总会为之烦恼。炎症会增加血液流量，周围的神经末梢的压力增加使得发炎区域因疼痛而有所反应。大脑内发炎不容易被感觉到，因为脑内没有疼痛感受器。变态反应、毒素、压力、低营养饮食都能导致大脑发炎。

在大脑中，炎症反应的一个重要过程为免疫反应，而进行免疫反应的"装甲部队"是小神经胶质细胞（在身体的其余部位称为白细胞）。这一过程便是通过"招募""装甲部队"袭击外来细菌以及一些不受欢迎的物质。

每日水果

每份抗氧化剂比例	浆果或水果
最好	苹果（最佳）、黑莓、蓝莓、樱桃、李子、覆盆子、草莓
非常好	杏、红葡萄或绿葡萄、柚子、桃子、梨、橘子
好	香蕉、猕猴桃、杧果、油桃
还可以	哈密瓜、西瓜

注：每日5份水果及蔬菜，其中可有一份浆果。

"装甲部队"在进攻时能产生自由基，杀死不受欢迎的入侵因子。但是自由基也会破坏正常细胞，这也许就是大脑衰老的主要原因。

小神经胶质细胞除了能抵御入侵因子外，平常还扮演着大脑的管理者的角色，在细胞受损伤或是死亡时清除遗留的碎片。当小神经胶质细胞开始工作时，它们聚集在一种叫作淀粉样蛋白的物质周围（淀粉样蛋白存在于脑细胞之间）。此时神经胶质细胞为清除淀粉样蛋白而产生自由基，但是其实自由基对淀粉样蛋白是不起作用的，也无法将其清除，但小神经胶质细胞还是会不断产生越来越多的自由基，其结果是自由基的数量越来越多。老年痴呆患者的大脑与无老年痴呆的老年人大脑相比、老年人与年轻人的大脑相比，其中含有的小神经胶质细胞数量更多。

那么如何才能使大脑保持年轻？炎症及自由基对大脑的损害也许不可避免。但是研究表明水果和蔬菜可减缓大脑损伤及老化。健康的饮食甚至可减缓老年痴呆性疾病如阿尔茨海默病的发展。

浆果中含大量的多酚，在大脑内以两种方式对抗老化。第一种方式，浆果是强效抗氧化剂，能清除有害的自由基。第二种方式，浆果中存在天然的抗炎成分，可减少小神经胶质细胞的产生数量以减缓衰老。

多酚

多酚是植物中所含的一种化学物质。红酒、茶、黑巧克力是多酚很好的来源，研究证明这些物质能预防心脏病及癌症。

多酚一直是衰老研究中的热门。水果及蔬菜中，大约含有5 000种不同的化学物质，其中浆果尤其是蓝莓最受研究人员关注。

1999年，马萨诸塞州的波士顿人类营养研究中心宣布用蓝莓喂养老鼠后其智力明显得到改善。此后，上千个实验室给老鼠喂蓝莓或是蓝莓提取液，试图找到更多的答案。这些实验证明蓝莓的确是上等的益脑食物，它能改善老年老鼠的平衡及协调能力，明显降低卒中老鼠脑的损伤，加速老鼠大脑功能恢复。有证据表明蓝莓中的多酚有益于动物大脑产生新的脑细胞。

浆果及其他水果及蔬菜也有助于保持年轻，可以相信我们每个人的生命都可以尽量延长并且活得充实。

平衡膳食护心脏

太咸太甜不益心，饮食甜咸要均衡

在人们日常饮食中，甜、咸是最基本的味道。中医认为，甘（甜即甘）入脾，咸入肾，而肾为先天之本，脾胃为后天之本，由此可见甜与咸的重要性。

如果饮食过咸或过甜，不仅养护不了肾和脾胃，还会对五脏六腑之君主的心造成伤害。吃了过多咸味的食物，就会使肾脏受到伤害，一旦肾水滞留，也就是当肾虚导致水液停滞体内，不能正常排泄时，水气就会上逆停聚到胸膈，从而影响心阳，抑制心气，使人出现心悸、气促等症状。而如果吃了过多甜味的食物，使脾胃难以承受和消化，又会使气血滞留在上焦心胸部位，最终导致心气郁结胀满，难以抒泄。正如《黄帝内经·素问·生气通天论》中所说："味过于咸，大骨气劳，短肌，心气抑；味过于甘，心气喘满，色黑，肾气不衡。"

现代医学也证实，饮食过咸，容易加重心脏和肾脏的负荷，是心脑血管疾病的祸根。因为食盐的主要成分是氯化钠，但人体对钠的生理需要量很低，成人每天需要氯化钠为3~5克，如摄取过多可造成体内水潴留，血管内压力升高，阻力增大，使心脏负荷加重。因此，低盐饮食成了高血压患者的基础治疗方法之一，高血压早期或轻度高血压，单纯限盐就可能使血压恢复正常，有益于养护心脏健康。

要保证低盐饮食，人们不仅要控制用盐量，普通人每日的食盐摄入量以不超过5克为宜。少吃酱肉、香肠、烧鸡、熏肉等高盐熟食，还要在做菜时用酱油、豆酱、芝麻酱调味，或用葱姜蒜等提味。以酸代咸也是个好办法，灵活运用糖醋风味菜或醋拌凉菜，既能弥补咸味的不足，还可促进食欲。也可利用蔬菜本身的强烈风味，如番茄、洋葱等，加入其他味道清淡的食物一起烹煮来提味。还应推迟放盐的时间，即待炒菜出锅时再放盐，这样盐分会均匀散在表面，从而减少摄盐量。

高糖的饮食可导致肥胖，肥胖导致高血压、高血糖、高血脂三高，三高等导致三病：心脑血管疾病、癌症、糖尿病。因此，人们要适当控制甜食的摄入，不让饮食过甜，才能有效养护心脏健康。

许多人吃糖后会感到"胃灼热"，就是因为过食甜味导致脾气不足，难以使进入体内的水谷精微运输到全身，而一旦这些营养和能量不能被身体有效利用，便会堆积在体内，埋下肥胖、高血压、糖尿病、心血管疾病等隐患。

当然，人们也不能完全不吃甜味食物，只是尽量用一些水果等来代替糖果，而如果已出现了上火的症状，还可以饮一些凉茶，或吃些性凉、味苦的食物来调节，如黄瓜、苦瓜等，才能避免高糖饮食危害心脏健康。

粗制的粮食是心脏的"守护神"

近些年来，人们渐渐认识到粗粮对人体需求的重要性，老百姓开始知道，生活好了，也不能总吃细粮。

经过精加工的食物，不仅丢失了皮中的营养，而且丧失了胚芽中的营养。胚芽是生命的起点，它可以直接进入人体的心系统，对人的心脏有非常好的保健作用。

而且，粗粮中含有大量的纤维素，纤维素本身会对大肠产生机械性刺激，促进肠蠕动，使大便变软畅通，这对于预防肠癌和由于血脂过高而导致的心脑血管疾病十分有利。

因此，人们要保护好心脏，平时一定要多吃粗制的食物，特别是心脏不好的人，在选购粮食时，一定要记得多给自己的心脏选点粗制的粮食，尽量买胚芽没有被加工掉的粮食。比如：全麦、燕麦、糙米等。这些食物都是心脏的"守护神"。

不过，虽然粗粮好处多多，但营养专家指出，吃粗粮还要懂得因年龄段而行。

1. 60岁以上年龄段的人

60岁以上年龄段的人容易得癌症、心脏病和中风等各种慢性病。而燕麦等粗粮富含的纤维素会与体内的重金属和食物中的有害代谢物结合使其排出体外。所以这个年龄段的人，应食用含纤维素较多的黄豆、绿豆等。

2. 45岁至60岁年龄段的人

45岁至60岁年龄段的人，可以通过有目的地食用粗粮补充营养。生活中，这些人可以常吃一些燕麦等。如妇女到了绝经时，可多食豆类产品，这能把骨损耗减轻到最低程度。

3. 35岁至45岁年龄段的人

35岁至45岁这个年龄段，新陈代谢率开始放慢，应少食高甜的食物，宜食用各种干果、粗杂粮、大豆、新鲜水果等。

4. 25岁至35岁年龄段的人

25岁至35岁的人，久食、多食粗粮会影响人体对蛋白质、无机盐和某些微量元素的吸收，甚至影响生育能力。如长期过多进食高纤维食物，会使人的蛋白质补充受阻，脂肪摄入量大减，微量元素缺乏，以至造成骨骼、心脏、血液等脏器功能的损害，降低人体的免疫力。所以这个年龄段的人，每周吃粗粮天数不要超过三天，或者喝一些粗粮制作的饮料也比较合适。

另外，如果不是很喜欢吃粗粮，那么可以选择粗细搭配的食物，比如表面撒了一层麦麸的面包等。

红色食物，既健脑又强身

如何保护心脏，是人们非常关心的问题。营养学家指出，心脏的健康和日常饮食有着密切联系。富含不饱和脂肪酸、维生素A、叶酸等的食物，如胡萝卜、红辣椒、番茄、西瓜、山楂、红枣、草莓、红薯、苹果等红色食物，不仅能起到清除血脂、保护心血管的作用，同时它们还是保护心脏的好手。

中医认为，心属火、对应红色。因此中医将红色食物视为养心的佳品。红色蔬果保护心脏，使人精神抖擞、心情喜悦，增强自信及意志力；改善焦虑、紧张、烦躁不安的情绪，刺激人的视觉神经，是防止心情抑郁的首选食物。

现代医学也证实，红色食物进入人体后可入心、入血，大多具有益气补血和促进血液、淋巴液生成的作用。而且，红色食物一般具有极强的抗氧化性，富含番茄红素、丹宁酸等，可以保护细胞，具有抗炎作用。例如，易受感冒病毒侵袭的人，多食胡萝卜等红色食物，即可增强抗御感冒的能力。此外，红色食物还能为人体提供丰富的优质蛋白和大量无机盐、维生素以及微量元素，可大大增强人的心脏和气血功能。下面，就介绍常见的几种红色食物。

（1）红枣：中医认为大枣"性味甘温，养胃健脾，益血壮身"。现代营养学研究表明，大枣含有的环磷酸腺，对保养心脏十分有益。

（2）西红柿：含有丰富的维生素C和维生素A，能增强人的体力和缓解因工作生活压力造成的疲劳。尤其是番茄红素对心血管具有保护作用，有独特的氧化能力、保护体内细胞、使脱氧核糖核酸及免疫基因免遭破坏、减少癌变危害、降低胆固醇、防止便秘。

（3）樱桃：樱桃是目前所有营养组织公认的具有超强"祛除人体毒素及不洁体液"的水果，樱桃的含铁量很高，能促进血红蛋白再生，提高身体的免疫力。

（4）葡萄柚：果肉粉红柔嫩，多汁爽口，味道偏苦，但这也是心脏所喜欢的。葡萄柚还含有钾，却不含钠，真正称得上是维护心血管的佳品了。

（5）胡萝卜：胡萝卜是很好的护心食品，它含有丰富的维生素A，能帮助清除体内的自由基。

（6）赤小豆：夏日多吃赤小豆，可缓解夏天出现的口渴烦躁等症，尤其是在正午时分，是心火最旺之时，容易出现心烦易怒，因此这个阶段，避免心火过亢，食用赤小豆最适宜不过了。

（7）红曲：可降低胆固醇，还能预防心血管疾病，因此红曲保健品十分盛行。中国人吃了一千多年的红曲，吃红糟肉、红糟鳗、红曲醋、喝红露酒。现代科学研究出这种古老的食品有降低胆固醇的功效，与中医所说红色食物养心护心不谋而合。但人们在服用抗生素红霉素或维生素B_3时，不可食用红曲。

吃好喝好养好肺

白色食物为人体提供热量、补益肺气

在中医五行理论中，五行中的木、火、土、金、水，分别与五脏中的肝、心、脾、肺、肾和五色中的青、赤、黄、白、黑相对应。也就是说，肺脏与白色都属金，肺与白色相对应，故吃白色食物可收到养肺效果。

尤其是平日容易感冒，或是肺与支气管常不舒服、易咳嗽的人，要多吃一些白色的食物，如白萝卜、白菜、花菜、白木耳（雪耳）、甘蔗；中药材有杏仁、山药、茯苓、白芝麻、百合、白芍等，但有过敏性体质者则选温性、补元气的白色食物。

现代医学认为，尽管和其他颜色的食物相比，白色食物往往缺少人体所必需的氨基酸，因此其营养价值要稍差一些，但却是三大营养素——碳水化合物、脂肪和蛋白质的重要来源，能够给人类提供最基本的营养物质，尤其能给人体提供所需的热能，补益肺气，保持体温，对维持生命有重要意义。

此外，白色的水果和蔬菜给人一种多汁味鲜的感觉，经常食用可调节视力、安定情绪，还可以辅助治疗心脑血管疾病，属较佳的天然保健食物。经常坐在电脑前的人可多吃梨，它能清心降火、润肺补肾，并且能保护视力。

在食用白色食物养肺时，人们还要注意，白色食物性偏寒凉，生吃容易伤脾胃，对于脾胃虚寒（表现为腹胀、腹泻、喜食热、怕冷等）的人来说，将其煮熟后吃，可减轻它的寒凉之性，既养肺又不伤脾胃。此外，由于每种白色食物都具有不同的养肺功效，若把几种搭配在一起吃，往往能收到更好的养肺效果。

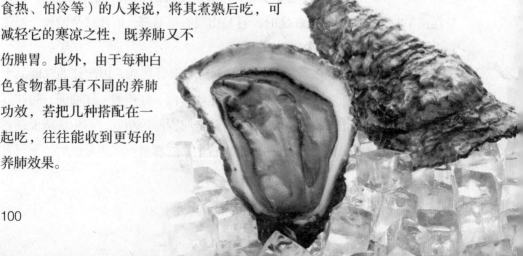

"全科医生"梨，可改善呼吸系统和肺功能

梨，性甘寒、微酸，无毒，有润肺、清心、止热咳、消痰水等功效。因其肉脆多汁，甘甜清香，风味独特，营养丰富，故有"百果之宗"之美誉。

民间有"八月甜梨口水滴"的谚语，也就是说，八月初秋正是吃梨的好时节。这是因为秋季在传统中医以气候分类的观念中，归属燥气；故入秋后，人们经常会感觉皮肤燥痒，口鼻、咽喉等呼吸道干燥，干咳无痰，甚至出现大便干结、小便短赤等现象，这些皆因燥性易耗伤人体中肺与胃中的津液，以致产生各种秋燥的症候群。而中医认为梨性寒凉，含水量多，且含糖分高，食后满口清凉，既有营养，又解热证，可止咳生津、清心润喉、降火解暑，实为秋季养生之清凉果品；又可润肺、止咳、化痰，对患感冒、咳嗽、急慢性气管炎患者有效。梨的果实、果皮以及根、皮、枝、叶均可入药。

现代医学研究证明，梨所含的苷及鞣酸等成分，能祛痰止咳，可改善呼吸系统和肺功能，保护肺部免受空气中灰尘和烟尘的影响，还对咽喉有养护作用。而且，梨所含营养十分丰富，每100克梨的可食部分中，约含蛋白质0.4克，脂肪0.1克，糖类7.3克，钙11毫克，磷6毫克，维生素$B_1$0.01毫克，维生素$B_2$0.04毫克，维生素C1毫克，烟酸0.2毫克，能有效提高人体免疫力，因此有科学家和医师把梨称为"全方位的健康水果"或称为"全科医生"。

此外，梨中含有较多的苷和鞣酸成分以及多种维生素，当高血压、心肺病、肝炎、肝硬化病人出现头昏目眩、心悸耳鸣时，常吃梨大有好处。肝炎病人吃梨能起到保肝、助消化、增食欲的作用。

润肺化痰，多吃富含糖分、维生素 C 的柿子

在秋冬季节，人们喜欢吃柿子，它甜腻可口、营养丰富。柿子含有丰富的蔗糖、葡萄糖、果糖、蛋白质、胡萝卜素、维生素C、瓜氨酸、碘、钙、磷、铁，其所含维生素和糖分比一般水果高1~2倍。假如一个人一天吃1个柿子，所摄取的维生素C基本上就能满足一天需要量的一半。

此外，新鲜柿子含碘很高，能够防治甲状腺肿大。柿子富含果胶，它是

一种水溶性的膳食纤维，有良好的润肠通便作用，对于纠正便秘，保持肠道正常菌群生长等有很好的作用。

在中医看来，柿子最大的功效是润肺化痰。柿子味甘、涩，性寒，归肺经。《本草纲目》中记载"柿乃脾、肺、血分之果也。其味甘而气平，性涩而能收，故有健脾涩肠，治嗽止血之功。"同时，柿蒂、柿叶均可入药。柿蒂有清热去燥、润肺化痰、软坚、止渴生津、健脾、治痢、止血等功能，可以缓解大便干结、痔疮疼痛或出血、干咳、喉痛、高血压等症。如果用柿子叶煎服或冲开水当茶饮，也有促进机体新陈代谢、降低血压、增加冠状动脉血流量及镇咳化痰的作用。

如果柿子还没有成熟，可以装入纸箱，里面放点青苹果，或者放点梨，这样可以促使柿子的成熟。

吃柿子时应注意如下禁忌。

（1）空腹吃柿子可能会引起"胃石症"，柿子含有大量的柿胶，当空腹进食柿子时，柿胶会与胃部分泌的胃酸在胃内凝聚成硬块；当硬块越积越大时，可能导致无法排出，医学上称为"胃石病"。

（2）患有缺铁性贫血和正在服用铁剂的患者不能吃柿子。因为柿子含有的某种物质会妨碍铁的吸收。

（3）不要与含高蛋白的蟹、鱼、虾等食品一起吃，因为中医学认为，螃蟹与柿子都属寒性食物，不能同食。从现代医学的角度来看，含高蛋白的蟹、鱼、虾在鞣酸的作用下，很易凝固成块，形成胃柿石。

（4）柿子不能与红薯、菠菜同食。

含水分、糖分充足的甘蔗，补肺润燥效果好

中医认为，甘蔗入肺、胃二经，具有清热、生津、下气、润燥、补肺益胃的特殊效果。甘蔗可治疗因热病引起的伤津，心烦口渴，反胃呕吐，肺燥引发的咳嗽气喘。尤其是皮色青黄的黄皮蔗，俗称黄皮果蔗，味甘而性凉，有清热之效，能解肺热和肠胃热肺热咳嗽。

因此，痰多且痰色黄稠浓浊的人，可用竹蔗汁配梨汁或生莲藕汁，增强润燥清肺热的功效，有效缓解肺热咳和咳至吐血的症状。此外，甘蔗还可

以通便解结，饮其汁还可缓解酒精中毒。因此，中国古代医学家将甘蔗列入"补益药"。

现代医学证实，甘蔗含有水分比较多，水分占甘蔗的84%。甘蔗含糖量最为丰富，其中的蔗糖、葡萄糖及果糖，含量达12%。此外，经科学分析，甘蔗还含有人体所需的其他物质，如蛋白质0.4克、脂肪0.1克、钙14毫克、磷4毫克、铁0.4毫克。另外，甘蔗还含有天门冬氨酸、谷氨酸、丝氨酸、丙氨酸等多种有利于人体的氨基酸，以及维生素B_1、维生素B_2、维生素B_6和维生素C等。

在选择甘蔗时，要遵循"摸、看、闻"的原则，摸就是检验甘蔗的软硬度；看就是看甘蔗的瓤部是否新鲜（新鲜甘蔗质地坚硬，瓤部呈乳白色，有清香味）；闻就是鉴别甘蔗有无气味。霉变的甘蔗质地较软，瓤部颜色略深、呈淡褐色，闻之无味或略有酒糟味。

乌梅富含抗菌成分，能有效敛肺止咳

人们都知道，咳嗽与肺脏关系最为密切。肺脏虚弱可引起患者咳嗽长期不愈，往往出现干咳少痰或无痰的情况。而乌梅性平，味酸、涩，归肝、脾、肺、大肠经，善于收敛耗散的肺气，故对于肺虚久咳具有敛肺止咳的效果。但需要注意的是，咳嗽初期不宜应用乌梅，只有肺脏虚弱引起的长期咳嗽才可食用乌梅。

现代医学证实，乌梅能有效祛除肺部细菌。因为乌梅含有柠檬酸、苹果酸、琥珀酸、糖类、谷甾醇、维生素C等成分，具有理想的抗菌作用。体外实验表明：乌梅水50%煎液（纸片法）对百日咳杆菌和脑膜炎球菌作用最强，对肺炎球菌和溶血性链球菌作用中等，对牛型布杆菌和白喉杆菌也有作用。

乌梅适宜虚热口渴、胃呆食少、胃酸缺乏（包括萎缩性胃炎胃酸过少者）、消化不良、慢性痢疾肠炎之人食用；也适宜孕妇妊娠恶阻者、胆道蛔虫者食用。还适宜夏季与砂糖煎水做成酸梅汤饮料以清凉解暑，生津止渴。但感冒发热、咳嗽多痰、胸膈痞闷之人忌食；菌痢、肠炎者初期忌食。妇女正常月经期以及怀孕妇人产前产后忌食之。

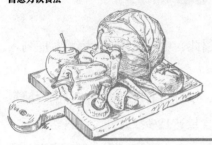

一日食谱：
强化功能性

早餐	南瓜全麦煎饼	胡萝卜黄瓜蔬菜丁
	牛奶 1 杯	虾仁蒸蛋
午餐	枸杞黑米红豆饭	白灼芥蓝 / 香菇炒油菜
	肉末木耳炒豆腐	山楂苹果汤
加餐	苹果 1 个	原味酸奶 1 小杯
晚餐	香菇豌豆炒糙米饭	炒苋菜 / 小白菜炒海米
	西红柿炒娃娃菜	莲藕排骨汤

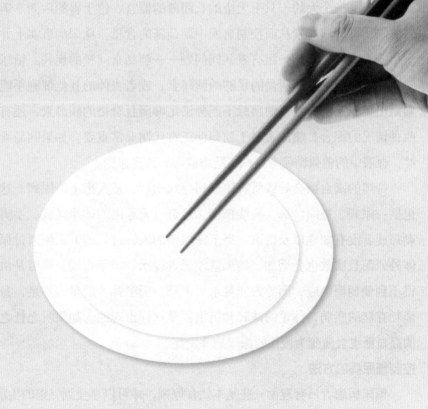

第五章

以食为药，
慢病逆转没有那么难

糖尿病——少食多餐粗细搭配

了解糖尿病

糖尿病是新陈代谢（身体用以消化食物获得能量并生长的方式）功能失调性疾病。单糖、氨基酸和脂肪酸被身体所吸收或者通过肝脏转化为身体所需的能量形式——葡萄糖。对于需要这类糖的细胞而言，胰岛素（一种由胰腺分泌的激素）必须"放行"，从而使葡萄糖进入这些细胞。

胰腺是一个大约一只手大小的长而薄的器官，位于胃的后面。通常，胰腺分泌适量的胰岛素从而控制血液中葡萄糖的含量。糖尿病事实上并不是一个单一的问题，而是一组有着共同问题——胰岛素问题的疾病。糖尿病患者的胰腺不能分泌身体所需的足够的胰岛素，或者身体的其他细胞不能对胰岛素做出正确反应，结果使胰腺不能分泌足够而且合格的胰岛素，还有就是这两种情况的综合。胰岛素对于葡萄糖正常代谢非常重要。如果胰岛素的量不够，血液中的葡萄糖就会累积，结果就会导致高血糖。

持续的高血糖会导致所有糖尿病症状出现，使人患上糖尿病。这些症状包括：尿频、极端口渴、视线模糊、疲劳、无原因的体重减轻、手脚麻木、刺痛或者没有知觉以及饥饿。患上糖尿病的人，过量的葡萄糖通过尿液排出体外，而且次数也会增加。结果就使患者脱水、口干舌燥。疲劳是由于细胞得不到葡萄糖供应，而导致能量水平下降。为了弥补能量的不足，身体就会消耗存储的脂肪，体重的减轻和饥饿就是这样出现的。如果听之任之，持续的高血糖也会演变为慢性的糖尿病并发症。

控制糖尿病的方法

糖尿病患者只有遵循一些基本饮食原则，才可以享受到完整的生活。

控制血糖最重要的方式是将血糖值控制在正常值范围或医生为你设定的范围之内。血糖的控制可以大大减轻眼睛、肾脏和神经的损伤，也能降低患心脏病、中风和导致截肢的危险，同时还能改善血脂水平。

你可以通过综合治疗糖尿病的各种方式将血糖控制在正常水平之内，包括：注意营养、控制体重、锻炼和药物治疗。对有些人群而言，综合减肥、保证营养和定期锻炼就可以控制血糖，其他人则需要药物治疗。

1.血糖水平

血糖水平取决于几个因素：吃饭时被消耗的热量、活跃程度、控制血糖类药物的剂量，另外，患病压力也会改变血液中葡萄糖的含量。每天对糖尿病进行密切监测，能防止或减少血糖过高和血糖过低等紧急情况。这些紧急情况可能会导致精神错乱、丧失知觉。糖尿病患者应佩戴医疗警戒标识，并将糖尿病的一些迹象和紧急症状、恰当的应对步骤告诉家人、朋友、邻居和同事。

2.注意营养

过去对于糖尿病病人的饮食限制方法现在已经不再适用，吃多少和吃什么对于控制血糖是同样重要的。为了保持健康的血糖水平，糖尿病病人不应暴食，也不能有一顿没一顿，相反他们应该三餐定时地食用小份。就食谱而言，应多吃蔬菜、全谷和豆类，这些食品富含复合碳水化合物和纤维，对控制血糖水平很有帮助。另外，尽管水果含有糖，但也不应被省略，可适当吃一些。

由于糖尿病患者患心脏疾病的风险比常人要高，因此，很有必要把脂肪摄入量控制在每日总热量的30%以内，并限制含胆固醇的食品。应该尽量限制摄入脂肪和糖。研究已经证实，在固定时间内所消耗的碳水化合物的数量而非碳水化合物的种类是最重要的控制血糖的因素。所以如果血糖含量目前没有超标的话，糖可以成为均衡饮食的一部分。

就大多数人而言，每天固定时间的三餐、避免过量的糖摄入就足以控制血糖。

3.控制体重

因为许多糖尿病患者超重，控制体重就成了控制这种疾病并将严重并发症危险降到最低的重点所在。越是超重，细胞对胰岛素的阻抗就越严重，减肥就能缓解这种"阻抗"。通常减去大约10%的体重就能改善血糖，并会持续产生积极影响。

4.锻炼

通过锻炼，有些2型糖尿病患者能够降低甚至消除他们对于胰岛素的依赖，也无须再服用控制血糖类药物。任何一位糖尿病患者在开始一项锻炼计划之前，都应先咨询医生。研究显示，有糖尿病潜在高风险因素的人群通过锻炼能降低50%患2型糖尿病的概率。锻炼能帮助减肥、使细胞对于胰岛素更为敏感、加速血液流通、促进血液循环（即便是最微型的血管）。精瘦的体型也有助于更有效地消耗热量。此外，锻炼也能降低患心脏疾病的风险。锻炼对血糖的影响能持续24小时以上。所以如果胰岛素也是治疗计划的一部分的话，应经常联系医生进行血糖检查以调整胰岛素的使用。

5.药物治疗

除了注意营养、控制体重和锻炼外，药物治疗也是获得理想血糖水平的方法。1型糖尿病患者必须注射胰岛素。胰岛素不能口服，因为它会在消化道内被分解。胰岛素的使用种类和数量取决于个人情况。胰岛素的使用也可以借助于胰岛素泵。

有些2型糖尿病患者可以仅仅通过健康的营养和锻炼控制血糖，如果不能获得令人满意的血糖值的话，就需要口服降血糖药物了。有好几种口服降血糖药物可供选择。有些可刺激胰腺分泌更多的胰岛素，有些则通过减少肝脏合成糖、增加从细胞中分离出糖来帮助体内的胰岛素更有效地发挥作用。如果口服降血糖药品不足以达到一个满意的血糖水平，也可以采取注射胰岛素的方法。

营养膳食要点

相关营养素

烟酸：葡萄糖耐量因子的组成物，在身体内可以增强胰岛素作用。

维生素E：糖尿病病人在补充维生素E后可以减少胰岛素的用量。

肌醇：可改善糖尿病患者神经及微血管病等情况。

对症食物

苦瓜：苦瓜粗提取物具有显著的降低血糖作用，类似于胰岛素。

山药、菠菜、豌豆：均有不错的降血糖作用。

食物除了向人体提供能量及必需的营养物质外，有些食物还具有调节人体内部环境的特殊功能。尤其对糖尿病患者来说，食疗在康复过程中起着至关重要的作用，是任何治疗手段的基石。

在进行糖尿病饮食治疗的同时，应注意以下几点原则。

（1）控制全日总热量，使体重保持在正常标准范围内。摄入总热量应视病情和患者体重与标准体重之间的差距而定，如病情越重、体态越胖，越应严格控制饮食；而消瘦型患者要提高全日饮食的总热量。饮食成分力求做到"二低、一高、二适量"，即低脂肪、低盐；高纤维；适量的蛋白和碳水化合物。但须注意，饮食疗法绝不是"饥饿疗法"。

（2）在总热量的限制下，碳水化合物、蛋白质与脂肪之间应有适当比例，儿童、孕妇、乳妇、消瘦或者消耗性疾病者，蛋白质比例可适当增加；消瘦者脂肪可适当增加。

（3）养成良好的饮食习惯。合理科学的饮食调养及良好的饮食习惯，不但可以迅速控制糖尿病的发展，对轻型糖尿病患者而言，比药物控制病情更为重要，还能达到扶正祛邪、保持自身免疫功能、增强抗病能力和预防并发症发生的目的。良好的饮食习惯有：

①糖尿病患者，每次进餐不宜吃得太饱，要带三分饥。少量进餐胜过丰盛的三餐，宁可少食多餐也不要一餐吃得太多。力求在病情无波动的情况下，定时定量进食，以免血糖波动。这样的饮食习惯，既可减轻胰岛功能的负担，又可防止肥胖和其他并发症的发生。

②进食应注意多样化，才能保证"营养平衡"。饮食中的营养成分要全面，比例要适当，数量要充足，使患者乐于接受，又要提供足够的营养以满足生长发育及生活劳动的需要，还要减轻胰岛 β 细胞的负担。忌偏食、挑食，不吃零食，不专门吃高营养食品，饮食合理搭配，取长补短，才能提高各种营养素的利用率，使营养丰富，从而防止因常吃单调食物而引起的营养不良。

③进餐时，应保持愉快心情，在饭桌上不要生气、恼怒，不议论使人不悦之事，保持良好的进食情绪。

④高纤维饮食。高纤维食物进入胃内和主食混在一起，使主食不易和胃壁接触，减慢胃排空及小肠对主食的消化吸收。由于排空慢，就有饱胀感。另外还有通便作用，能降低体重。

> **糖尿病患者这样吃**
>
> 蛋白质、脂肪、膳食纤维会延缓胃排空，减慢升血糖的速度。所以，糖尿病患者更适合吃主食、炒菜和肉类的混合餐。一口菜，一口肉，一口饭，细嚼慢咽稳定血糖。

⑤饮食宜清淡。低脂少油，不吃甜、少吃盐，有利于对体重、血糖、血压、血脂和血黏度的控制。

⑥细嚼慢咽。进食慢，餐后血糖不会升得太高，胰岛素也不会分泌过多，不易产生饥饿感。

（4）适时灵活加餐。适时加餐，对防止糖尿病患者的低血糖反应很重要。尤其是皮下注射胰岛素后，有可能出现血糖大幅度回落，一般在上午9—10时，下午3—4时，晚上睡前加餐。有些糖尿病患者，病情不稳定，常有心悸、手抖、多汗、饥饿等低血糖反应。此时，应立即吃1块糖或50克馒头，以缓解低血糖发作。生活不规律，吃饭不定时（如出差、外出开会）易引起血糖变化。此时，可随手携带一些方便食品，如奶粉、方便面、饼干等，以便随时灵活加餐。

（5）根据病情选择水果。新鲜的水果含有丰富的维生素C、水分、无机盐和纤维素，而且还含有很多的果糖和葡萄糖，因而应根据糖尿病患者的具体情况和水果含糖量的高低来选择。如果病情还没有得到控制，血糖、尿糖均高时，最好不要吃水果；重症患者，应少吃水果，以避免引起病情的恶化；如果患者平素喜食水果，且病情比较稳定时，可以吃适量地水果。吃水果的最佳时间是在餐前半小时，因为水果中的果糖可起到缓冲饮食的作用。如果一次吃水果量较多，就相应地减少主食量；应该以含糖量较低的水果为佳，尽量不要吃含糖量在14%以上的水果（如柿子、杨梅、鲜桂圆等）。

改善血糖状况的饮食禁忌

饮食是糖尿病治疗中的最重要、最关键的部分，糖尿病饮食总的原则是选择血糖指数较低的食物食用。如果不掌握好糖尿病饮食禁忌，可能会使饮食治疗糖尿病起到适得其反的作用。因此，对于糖尿病患者来说，一定要严格控制饮食，知道哪些食物可以吃，哪些食物必须忌食。

少食或忌食高胆固醇食物

胆固醇不是营养必需物质，也不是体内供能的物质，但是它却有非常重要的生物功能，它参与了许多生物膜的组成，用来维护各种膜的结构与功能。但是血清胆固醇过高对人体是非常不利的，可导致动脉粥样硬化从而引起心血管疾病。糖尿病人在病情控制不好时常伴有高胆固醇血症，若过食富含胆固醇食物如蛋黄、肺、肝、脑、肾等，会使血清胆固醇更高，促使动脉硬化及心血管疾病的发生和发展。因此，糖尿病人应该限制饮食中胆固醇的摄入量，而且要限制总热量和饱和脂肪酸的摄入量，用来降低血清胆固醇。所以糖尿病人应少食或忌食富含胆固醇的食物。

忌食过量盐

医生们通常是把限制饮食，尤其是限制食用含糖高的食品，作为重要的防治方法来指导糖尿病患者。但是很少限制对盐的摄入量。现代医学研究表明，过多盐量的摄入，可增强淀粉酶活性而促进淀粉消化和促进小肠吸收游离葡萄糖，从而引起血糖浓度增高而加重病情。因此，糖尿病患者不宜多吃盐。

忌多吃甜食和含糖量高的水果

对于糖尿病患者而言，一切糖类，如白糖、奶糖、红糖、冰糖、葡萄糖、麦芽糖、巧克力、水果糖、蜜糖，包括加糖的食物或饮料，如汽水、糖水、蛋糕、果汁、果酱、冰激凌、甜饮料、甜饼干、甜面包、果酱、蜂蜜及糖制甜食等，皆应不吃或少吃，因为以上食品含糖量很高，食用易出现高血糖。那些糖分较高的水果，如枣、山楂，特别是干枣、蜜枣、柿饼、葡萄干、杏干、桂圆等，则禁忌食用。

忌饮咖啡因

医学研究指出，咖啡因会干扰人体对血糖的控制能力，从而使糖尿病恶化。医学实验发现，糖尿病患者体内的葡萄糖以及胰岛素含量提高与进餐时咖啡因的摄入量有着很密切的关系。医生们因此便有了足够的理由去说服那些糖尿病患者，从他们的食谱中减少或删除咖啡因的摄入。

对糖尿病的临床治疗实际上就是为了保持人体血液内葡萄糖含量的低下。而咖啡因则削弱了机体对食物的新陈代谢功能。因此，它是糖尿病患者应坚决拒绝摄入的食物。

忌饮酒

饮酒对糖尿病人的损害不容忽视，这是因为大量饮酒可引起胰腺炎，进一步损害胰岛功能，加重糖尿病。大量饮酒，暴饮暴食，常是导致糖尿病酮症酸中毒的诱因之一。白酒中的有毒成分是甲醇，它可直接损害末梢神经，也可加重糖尿病神经病变程度。酒精中的主要成分是乙醇，主要在肝脏分解代谢，长期饮酒则加重肝脏负担，损害肝功能，且可诱发脂肪蓄积，形成脂肪肝。此外，酒精可抑制糖原分解，其结果是产生低血糖反应。因此，糖尿病人必须禁止饮酒，甚至连啤酒、果酒也应戒掉，切不可为一时痛快而造成终身遗憾。

荞麦，味道清香，平稳控制血糖

荞麦富含膳食纤维，可以为糖尿病患者提供膳食纤维。同时含有非常少量的糖和热量，有利于糖尿病患者对血糖的控制。荞麦可以做成薄饼，和清淡的蔬菜一起吃，不仅可以降低荞麦本身的粗糙口感，还可以改善糖尿病患者的习惯性便秘。可以将荞麦做成面条，和热量低的肉类，比如水焯过的牛肉食用，不仅可以增加饱腹感，又能控制碳水化合物的摄入量，还可以提供优质的蛋白质。

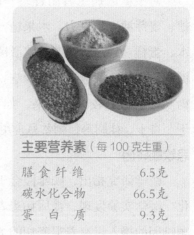

· 营养烹饪

煮荞麦面疙瘩汤时应掌握好水量，调至蛋糕一样的软硬度即可，过软或者过硬都不好。

主要营养素（每100克生重）

膳食纤维	6.5克
碳水化合物	66.5克
蛋白质	9.3克

· 健康吃法

烹饪时间过长会破坏谷类的植物化学物

质，而且芦丁和B族维生素会流失到水中，所以应尽量缩短烹饪时间，并且把汤喝掉。

· **最佳搭档**

牛肉　深绿叶蔬菜　黄豆　枸杞

· **控糖食谱**

荞麦绿豆粥

食材：荞麦50克，绿豆50克，粳米150克，大枣10枚。
制作：①荞麦清水洗净。绿豆浸泡15分钟后净衣。大枣洗净去核。
②先将粳米与绿豆煮沸，再入荞麦与大枣，煮至香味甜熟为度。

南瓜，备受争议的控糖明星

　　南瓜属于低升糖指数的食物，虽然降血糖的效果并不明显，但是不会明显的升高血糖。因为它里面含有丰富的果胶，它是一种可溶性纤维，与淀粉类食物混合后，可以推迟胃部的排空，从而降低碳水化合物吸收的速度，延迟血糖高峰的到来时间。因此。用南瓜代替部分主食是控制血糖的好选择。

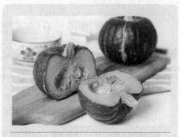

主要营养素（每100克生重）

膳 食 纤 维	0.8克
碳水化合物	4.5克
蛋 白 质	0.7克

· **营养烹饪**

　　熟透的南瓜应去皮去籽，也应尽量去除水分，否则需烹制较长时间。

· **健康吃法**

　　要获取 β–胡萝卜素，应该用脂肪烹制南瓜，水煮会使部分维生素流失。南瓜皮含有丰富的胡萝卜素和维生素，所以嫩的南瓜最好连皮一起食用。

· **最佳搭档**

莲子　牛肉　山药　小米

· 控糖食谱

南瓜泥拌豆腐

食材：南瓜 300 克，豆腐 200 克，盐少许，姜、葱、酱油、香油各适量。

制作：①南瓜去皮去瓤洗净切块，蒸熟，碾成泥。葱切碎，姜切丝，豆腐切块。②先将豆腐放入盘中，放上蒸熟的南瓜泥，再放上葱花、姜丝，撒上盐，淋上酱油、香油，放入冰箱中冷藏几分钟，搅匀即可。

苦瓜，抑制高血糖的"植物胰岛素"

苦瓜的种子中含有与胰岛素同样功效的胰岛素样物质，即苦瓜素，也被称为"植物胰岛素"，能够使血液中的葡萄糖转换为热量，降低血糖，所以苦瓜对于降低血糖有一定的辅助治疗作用。

· 营养烹饪

苦瓜肉质很苦，但在烹饪过程中苦味会减少，在烹饪前用水焯可去除些苦味。

· 健康吃法

可将苦瓜同蛋白质丰富的食物如豆腐、肉类搭配食用，这样可以摄取全面均衡的营养素。

· 最佳搭档

蛤蜊　茄子　青椒　兔肉

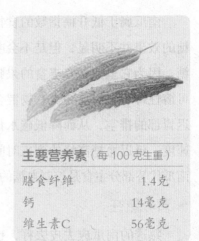

主要营养素（每 100 克生重）	
膳食纤维	1.4 克
钙	14 毫克
维生素C	56 毫克

· 控糖食谱

苦瓜豆腐

食材：豆腐 300 克，苦瓜 50 克，豆芽 50 克，盐 3 克，玉米油、淀粉适量。

制作：①苦瓜洗净切片，用沸水烫后沥干水分。②锅中放油，将豆腐煎至两面金黄后放入味精、盐。③加入苦瓜、豆芽煸炒数分钟后再放入适量淀粉水起锅。

紫菜，既含硒元素，又调节糖代谢

紫菜的升糖指数通常不高，升糖指数小于55%，具有辅助降糖的作用，含有紫菜多糖、脂肪、硒、胡萝卜素、维生素等多种营养物质。紫菜还含有丰富的硒元素，硒具有与胰岛素相同的调节糖代谢的生理活性，能够降低血糖，还能明显促进细胞对糖的摄取，降低血液黏稠度。

· 营养烹饪

食用前最好用清水泡发，并换一两次水，以清除污染物。

· 健康吃法

需要控盐的人要适当食用调味紫菜的量。

调制凉菜和沙拉的时候，加一点紫菜丝，可以当作调味品。

适合与含有大量的维生素C的蔬菜搭配，如西红柿，可以促进人体对紫菜中铁和钙的吸收。

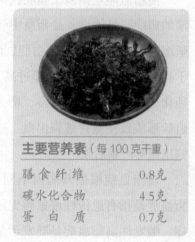

· 最佳搭档

圆白菜 海带 包菜

主要营养素（每100克干重）	
膳食纤维	0.8克
碳水化合物	4.5克
蛋白质	0.7克

· 控糖食谱

海带紫菜排骨汤

食材：排骨 300 克，海带 100 克，紫菜 40 克，姜、盐各适量。
制作：①将海带泡发；排骨切大块。②将所有材料入锅一起煮烧开，文火 1 小时，下盐调味即可。

高脂血症
——低脂高纤多运动

了解高脂血症

高脂血症是指由于脂肪代谢或运转异常使血浆中一种或多种脂质高于正常的病症，具体讲，是指血中胆固醇大于6.2毫摩尔/升和/或甘油三酯大于2.3毫摩尔/升或高密度脂蛋白胆固醇小于1.0毫摩尔/升或低密度脂蛋白胆固醇大于4.1毫摩尔/升。如果血脂过高，血脂可在血管壁上沉积，逐渐形成动脉粥样硬化斑块，"斑块"增多、增大可使血管管径变狭窄，堵塞血管或使血管内血栓形成致使血管破裂出血。这种情况可引起冠心病、心肌梗死、脑梗死、脑出血等严重后果。

高脂血症根据其病因不同分为原发性和继发性两大类。所谓原发性高脂血症是指有遗传性或家族史证据的高脂血症或目前原因尚未查明的高脂血症。继发性高脂血症是继发于某些疾病或某些因素可以使血脂升高，如某些药物等。其中继发性高脂血症占少数，绝大多数高脂血症是同遗传基因缺陷或与环境等因素相互作用所引起（原发性高脂血症）。以下方法可供自我判断。

（1）胆固醇过高时，皮肤上会鼓起小黄色斑块。多长在眼皮、胳膊肘、大腿、脚后跟等部位。

（2）中性脂肪过高时，皮肤内会出现许多小指头大小的柔软小疙瘩状物，皮色正常，主要长在背、胸、腕、臂等部位，不痛不痒。

（3）手指叉处如果变成黄色，表示体内的胆固醇和中性脂肪都过高。

（4）肥胖者胆固醇积于肝脏内会引起肝大，在深呼吸时可触到肝脏下缘。

（5）睑黄疣是中年妇女血脂增高的信号。睑黄疣为淡黄色小皮疹，多发生在眼睑上，初起如米粒大，微微高出皮肤，与正常皮肤截然分开，边界不规则，甚至可布满整个眼睑。

日常生活中，患者可以通过以下方法调整身体状态。

（1）加强体力活动和体育锻炼：体力活动不仅能增加热能的消耗，而且可以增强机体代谢，提高体内某些酶，尤其是脂蛋白酯酶的活性，有利于甘油三酯的运输和分解，从而降低血中的脂质。

（2）戒烟，少饮酒：适量饮酒，可使血清中的高密度脂蛋白明显增高，低密度脂蛋白水平降低。酗酒或长期饮酒，则可以刺激肝脏合成更多的内源性甘油三酯，使血液中低密度脂蛋白的浓度增高引起高胆固醇血症。嗜烟者冠心病的发病率和病死率是不吸烟者的2~6倍，且与每日吸烟支数呈正比。

（3）高血脂患者还要控制饭量，因为过量的碳化合物会转化为脂肪，所以每餐的主食应定量食用。

（4）多食豆类食物。多吃富含纤维素、维生素的食物，如粗粮、大蒜、芹菜、粗燕麦、苹果、洋葱、茄子、海带、香菇、山楂等食品可以促进胆固醇的排泄，降低血脂，有预防动脉硬化的作用。

营养膳食要点

相关营养素

烟酸：可以降低胆固醇并改善血液循环。

硒：是相当重要的抗氧化剂，具有降低血脂的作用。

卵磷脂：含有亚油酸及肌醇，有乳化剂的作用，能预防动脉硬化及心脑血管疾病。

对症食物

山楂：含有脂肪酶、山楂酸等，能扩张血管、降低血压、降低胆固醇。

泽泻：含有萜类化合物，可干扰体内胆固醇的合成，并能改善肝对脂肪的代谢，影响脂肪的分解。

莲藕：有一定的减肥消脂作用，常食可使血脂下降。

饮食疗法的总目标就是要降低已升高的血脂水平，同时还要维持营养上的合理需要。也就是说要逐步减少饱和脂肪酸和胆固醇的摄入，并通过减少或控制过多的总热量，并适度增强体力活动，做到强化体质、促进代谢来逐步减轻体重，使之控制在正常范围之内。以下就高脂血症的食疗方法做一介绍。

采用低热能饮食

高脂血症患者体重过重者，应节制饮食，采用低热能饮食，凡含热量较高的营养物质应尽量少吃，每日每千克体重需热量104.6~146.41千焦。肥胖就是脂肪过剩，也是动脉粥样硬化的外在标志。肥胖的人不仅对各种应激反应的能力下降，抗感染的能力下降，而且易患高脂血症、动脉粥样硬化、冠心病、高血压、糖尿病、胆石症、肠癌等疾病。有人是脂肪集中在外周，肚子不大，臀部和大腿粗，虽然肥胖，但得心血管疾病的概率较低。而有人是脂肪集中在腹部，肚子大，得心血管疾病的概率较高。但患者要注意的是，不宜采取饥饿疗法来减轻体重、降低血脂含量。

选择低胆固醇食品

吃家禽去皮，以选瘦肉为宜；避免吃动物内脏、肥肉，虾、蟹及鱿鱼等亦不宜多吃；少吃奶油甜品，用植物油替代奶油、黄油；不吃烧烤食物，可吃全麦面包和其他谷类。总之，每日食物中的胆固醇总量在300毫克以下即可。如果属于较严重的高胆固醇血症，膳食中胆固醇的含量应限制得更加严格，每日胆固醇总量在200毫克以下。

限制高脂肪食品

尽量用植物油烹调，但也不宜用得过多。甘油三酯高的患者还应尽可能避免甜食并适当控制碳水化合物。糖摄入过少，可致机体生长发育迟缓，体重减轻；摄入过多，可转化为脂肪。因此，有些吃素食的人，多余的糖转化为脂肪，仍然会发胖。糖摄入过多还可以造成血中甘油三酯增高，易引起动脉粥样硬化。

高脂血症患者这样吃

饮食上控制油盐量是关键。做菜时最好采用蒸、煮、炖、焖、拌等，减少油炸、煎等方法。盐量每天摄入不超过5克（一啤酒瓶盖为4克，一矿泉水瓶盖为9克），包括酱油、味精、咸菜、腌制食品、调味品中的食盐。

选择含维生素多的食品

维生素C和维生素E有抗氧化作用，可阻断氧化的低密度脂蛋白形成，减少其对动脉壁的损伤。在一些水果和蔬菜中存在的胡萝卜素对防治高脂血症亦有作用，可适当多吃。这类食物大多含丰富的类黄酮，这是天然的抗氧化剂，可抑制低密度脂蛋白过度氧化，如苹果、葡萄及山楂等。苹果含有可溶性纤维——果胶，可促进肝内胆固醇向胆汁酸转化，从而降低血胆固醇；其所含的大量苹果酸和柠檬酸更可帮助脂肪消化，避免血中高脂状态。猕猴桃虽然不含类黄酮，但其所含的维生素C是苹果的5倍，刺梨所含的维生素C更为水果之冠，两者均有较好的降血脂作用。

适当补充含微量元素多的食品

碘可减少胆固醇酯在血管壁上的沉积，镁可降低血胆固醇，铬也可降低血胆固醇，锰可促进脂质代谢，长期缺铜可使胆固醇水平上升，含钾丰富的食物可阻止胆固醇在血管壁上沉积。故宜适当选用含上述元素丰富的食物，如香蕉、橙子（含钾丰富），海蜇、紫菜（含碘），玉米、黄豆（含铜），酒酿、松子、葡萄、核桃（含铬）以及粗米、面和坚果类（含锰）等。

选择多纤维素食品

膳食纤维可通过渗透作用增加粪便中的脂肪排出，起到了减少体重的效果，对于控制肥胖症有一定的作用；还可通过吸附作用稀释肠道有害物质的浓度，影响肠道内细菌代谢，调节脂质代谢，降低血糖。临床上证明应用多纤维食品能降低血脂水平，防治心血管疾病和糖尿病。每天要吃不同类型的富含膳食纤维的食物，如粗粮、杂粮、豆类、蔬菜、水果等，真正做到粗细搭配。

降低血脂水平的饮食禁忌

高脂血症表现为高胆固醇血症、高甘油三酯血症，或两者兼有，是由于脂肪代谢或运转异常导致血浆中一种或几种脂质高于正常的病症，血脂的长期增高最终可导致动脉粥样硬化，引起冠心病、脑血管病等。高脂血症既是冠心病的主要易患因素，又是冠心病的常见并发症，因此，合理的饮食营养对高脂血症的综合治疗非常重要。不少高脂血症是由于饮食不当引起或继发于糖尿病、肾病综合征、肝病等疾病，如能及早进行饮食控制可预防其发生发展。饮食控制是治疗本病的基本措施，应当长期坚持。

忌偏食

提倡混合饮食，以广泛吸收维生素及微量元素。维生素 C、维生素 B_1、维生素 B_2、泛酸、硫酸锌，对预防和治疗冠心病有辅助作用。在全谷类、豆类及坚果中，含有铬、锰，能预防动脉硬化。碘能减少脂质在动脉壁上沉着，多吃海带对预防冠心病有好处。大蒜、洋葱等有良好的降血脂作用。因此，切忌挑食及单吃加工精制的食品。

忌食动物内脏

一些动物的内脏是不少人的喜爱食品，如爆腰花、熘肥肠等。从营养学的角度来说，动物内脏含有比较丰富的营养素如蛋白质、维生素和微量元素。但是，动物的内脏也含有大量的脂肪和胆固醇。以猪肉及其内脏为例，不同部位的猪肉，其胆固醇和脂肪的含量各不相同。一般来说，猪肉越肥，其胆固醇和脂肪含量越高，例如，肥猪肉的胆固醇和脂肪比里脊肉高得多，猪内脏器官的胆固醇和脂肪又比猪肉高；猪肝中脂肪和胆固醇含量分别达到9.8克/100克和2.5克/100克，比猪肉高得多。经常食用动物内脏很可能引起高脂血症，而如果本来就患有高脂血症，则是"雪上加霜"。所以，尽管动物内脏的菜肴味道鲜美，还是远离为好。

忌饮咖啡

咖啡既香浓味美又能提神解乏，已成为很多人喜爱的饮品。据测定，咖啡含有蛋白质、脂肪、粗纤维、蔗糖、咖啡因等多种营养成分。但因咖啡的主要成分是咖啡因，它可刺激血脂及血糖增高。1杯咖啡中含咖啡因100～150毫克。有人研究发现，长期习惯于喝三合一咖啡者，如1天喝2杯以上，其血胆固醇水平及冠心病发病率比不喝咖啡或每天喝1杯以下者明显增高。即使喝咖啡量很小，也可引起血胆固醇成分比例失调。此外，加糖咖啡可使体重增加，这些对高脂血病人都是不利的。因此，提倡高脂血病人最好不饮咖啡，特别是浓咖啡。

忌过多食用甜食

糖、脂肪和蛋白质是人体不可缺少的三大营养素，人体所需热量的50%以上是由糖类提供的。糖虽然是人体不可缺少的营养素，但不可以多吃，尤其是高脂血病不宜多吃。我们传统的饮食结构是以米、面为主食。这类食物中含有大量淀粉。淀粉经消化以后即可转化为人体需要的葡萄糖。从数量上说，通过正常饮食摄入的糖类已足够人体代谢的需要。如果过量地摄入食糖会在体内转化成过剩的脂类，造成体脂过多和血脂增高，并进一步引起动脉粥样硬化、冠心病、脑血栓、高脂血病等。进食过量的糖不仅可使血脂增高，还能加剧高脂血病老年人的骨骼脱钙和骨质疏松，容易发生骨折。有高脂血病的老年人胰腺功能降低，糖耐量下降，过多吃糖可引起糖代谢紊乱，血糖升高，诱发和加重糖尿病。而糖尿病又可加重脂代谢紊乱和加速动脉粥样硬化。所以，要严格限制食糖的摄入。

忌多吃猪瘦肉

人们都认为肥肉脂肪中含有大量饱和脂肪酸，对人体有害，常食肥肉会使人发胖，使血清胆固醇升高，从而引发高血脂、动脉粥样硬化、脑出血等心血管疾病。因此，很多人只吃瘦肉，对肥肉采取完全抵制的态度。研究表明：多吃瘦肉对人体健康的危害更甚于肥肉，虽然瘦肉脂肪中的饱和脂肪酸低于肥肉的含量是无疑的，但不能笼统地讲瘦肉都是低脂肪的。营养学家对各种动物肉的脂肪进行测定，以100克重量为例：兔肉为2.2克，马肉为4.6克，瘦牛肉为2.3克，瘦羊肉为3.9克，而猪瘦肉却高达6.2克，若把猪瘦肉作为日常膳食结构中主要的食物来源，也会发生高血脂、动脉粥样硬化、脑出血等心血管疾病。

忌浓茶

饮用清茶可以提神醒脑、助消化，但浓茶恰恰相反，茶叶中的鞣酸与蛋白质相结合，会生成具有收敛性的鞣酸蛋白质，使人的消化系统、排泄通道不适，大、小肠道蠕动减慢，粪便在肠道的滞留时间延长，这是产生便秘的因素之一，也会增加有毒物质和致癌物质被人体吸收的危险。

忌饮酒过量

我们知道少饮酒对人体有利，多饮有害。酒的热量高，多喝加重肥胖。适量饮酒，特别是葡萄酒，可以软化和扩张血管，减轻身体的应激反应，减少心肌缺氧，从而减少疾病的发生，所以提倡适量饮酒。然而如果饮酒过量会使人血脂升高，对人体有百害而无一利。研究表明，适量饮酒可使血清中高密度脂蛋白明显增高，低密度脂蛋白水平降低。饮用高度酒或大量饮酒极易造成热能过剩而导致肥胖，会明显增加心脑血管疾病的发病率。

玉米，降脂减肥刮油好粗粮

玉米是粗粮之一，它富含膳食纤维、淀粉和维生素，经常吃玉米能够起到对身体的保健效果。玉米含有脂肪酸和亚麻油，有利于血液中胆固醇分解，减少血管中脂肪堆积，保证血管的畅通，利于血脂的正常。因此血脂高的人群，可以适量吃玉米，要尽量选择水煮或蒸的方式，既保留了玉米原本的营养，又能减少油和盐的摄入。

· **营养烹饪**

新鲜玉米最适合隔水蒸，能使其更有香甜口味。

· **健康吃法**

玉米可整个水煮，也可以用玉米粒或玉米粉做面糊或煮粥，还可以用来做爆米花。

· **最佳搭档**

核桃　鸽子肉　山药　草莓

主要营养素（每 100 克生重）

膳食纤维	8克
碳水化合物	66.7克
蛋　白　质	8.8克

· **控血脂食谱**

玉米木瓜粥

食材：木瓜 600 克，鲜奶 1 杯，玉米粉 3 汤匙。

制作：①木瓜去核，去皮，切粒。②锅中加入两杯水，再放入木瓜粒、鲜奶煮开。③用小半杯开水匀开玉米粉，缓慢加入奶锅中，煮至黏稠即可。

黄豆，调节胆固醇的"黄金豆"

大豆中的植物固醇在肠道内可与胆固醇竞争，减少胆固醇吸收。在降低高脂血症患者血液中的"坏胆固醇"的同时，不影响血液中的"好胆固醇"，有降脂效果。另外黄豆可以提供高质量的植物蛋白，是唯一可以代替动物蛋白的植物性食品。同时也含有大量的多不饱和脂肪酸，还含有一定量的膳食纤维、B族维生素和多种矿物质。

· **营养烹饪**

在烹饪黄豆时，应先将其浸泡在水中一晚，使黄豆充分吸收水分，这可以相对减少烹饪的时间。

· **健康吃法**

制作豆浆时尽量喝原味的，而不加糖，降低糖的摄入量。

黄豆也可以发成豆苗食用，提高维生素的含量。

· **最佳搭档**

茼蒿 雪里蕻 红枣 枸杞

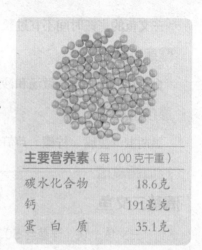

主要营养素（每100克干重）

碳水化合物	18.6克
钙	191毫克
蛋白质	35.1克

· **控血脂食谱**

黄豆炒香芹

食材：黄豆200克，香芹150克，红椒1个，盐、味精各2克。
制作：①香芹洗净切段，红椒切块，黄豆泡水1夜。②将黄豆放入锅中，加水煮1小时至熟烂。③锅中注油烧热，放入红椒炒香，加入香芹、黄豆炒匀，放进调料炒入味即可。

三文鱼，降甘油三酯是好手

三文鱼通常可以降血脂，里面还有很多的不饱和脂肪酸、天然虾青素等成分，在食用后能够有效降低身体里的甘油三酯水平，同时还能够升高高密度脂蛋白胆固醇，增加血管的弹性。

· **营养烹饪**

三文鱼通常在烹制之前切成鱼块。

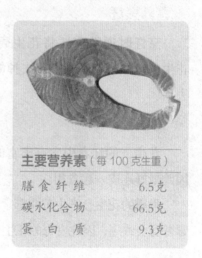

主要营养素（每100克生重）

膳食纤维	6.5克
碳水化合物	66.5克
蛋白质	9.3克

三文鱼的烹饪时间不宜过长，否则会影响口感。

· 健康吃法

血脂高的人更适合做汤和沙拉，爽口开胃又清淡。

· 最佳搭档

黑胡椒　豆腐　柠檬　芦笋

· 控血脂食谱

清蒸三文鱼

食材：三文鱼 1 块，洋葱丝 50 克，香菇 1 朵，姜丝、蒜末、海鲜酱油、白糖、香菜末少许。

制作：①三文鱼切大块，香菇切片。②盘子上先铺一层洋葱丝，再铺一层香菇片，然后撒上一些姜丝，最后放上三文鱼，上锅蒸 6 ~ 7 分钟即可。③取一个小碗，放入蒜末、白糖，点几滴海鲜酱油，拌匀淋在三文鱼上即可。

花生，降低心血管疾病发病率

花生在民间被称为"长生果"。花生是蛋白质的极好来源，含有大量的脂肪，其中76%为不饱和脂肪酸，主要为单不饱和脂肪酸。花生胆固醇的含量并不是很高，血脂高的人可以适量吃。但花生含有多聚不饱和脂肪酸，属于高热量食物，不能过量食用。

· 营养烹饪

烹饪时通常需要将花生壳弄碎，取出花生仁，如果花生衣很难去掉的话可以热烫去除。

· 健康吃法

花生仁的红衣中含有丰富的营养物质，因此最好连皮一起食用。

发霉的花生会产生黄曲霉素，黄曲霉素有毒并且会致癌，因此发霉的花生不能食用。

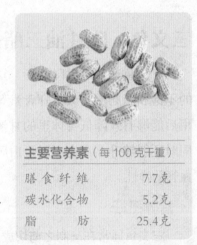

主要营养素（每 100 克干重）	
膳食纤维	7.7克
碳水化合物	5.2克
脂　　肪	25.4克

· 最佳搭档

鲤鱼 谷物类 毛豆 芹菜

· 控血脂食谱

花生山药粥

食材：花生 60 克，山药 50 克，粳米 150 克。

制作：①先捣碎花生和山药备用。②粳米淘净，与花生、山药一起放入锅中加水煮粥黏稠即可。

黄瓜，调整脂质代谢助减肥

黄瓜肉质味道温和，水分含量很高，含有大量纤维素，能促进肠道排出食物废渣，减少胆固醇的吸收。由于含有一种叫作丙醇二酸的物质，它可以抑制碳水化合物转化为脂肪，帮助血脂高的人控制体重。

· 营养烹饪

炒制黄瓜时适合大火快炒，出锅前加盐，这样能大最限度地保留水分

· 健康吃法

黄瓜皮含有丰富的胡萝卜素、维生素E，尽量保留皮，食用尾部。

· 最佳搭档

木耳 豆腐 辣椒 芹菜

· 控血脂食谱

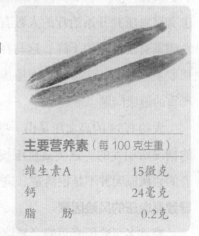

主要营养素（每 100 克生重）

维生素A	15微克
钙	24毫克
脂 肪	0.2克

香干炒黄瓜

食材：黄瓜 1 根，豆腐干 100 克，味精、盐、葱末、植物油各适量。

制作：①将黄瓜和豆腐干洗净，切条备用。②锅置火上，烧热油后，下入葱末炝锅，放入黄瓜煸炒片刻后再下豆腐干，加入味精、盐，颠炒几下即可出锅。

高血压
——低盐低脂补钾钙

了解高血压

高血压是最常见的健康问题之一。它是心脏病、心脏衰竭、中风、肾衰竭和过早死亡的主要诱因。它也会损害循环系统的一些组成部分，包括：心脏、大脑、眼睛和肾脏中的血管。高血压有时被称为"沉默杀手"，它可以让你毫无察觉地潜伏很多年。血压越高或者越长时间没有被发现，其带来的危害就越大。

现在，在发现、治疗和控制高血压方面已经有了长足进展。最近，发现患有高血压并开始治疗的人数有了明显的增加。与此同时，冠心病和中风的发病率有了显著的下降，这与在发现、治疗和控制高血压方面的进步有着密切联系。然而，大多数高血压患者却未能有效地控制血压，高血压仍是一个严重的健康问题。

大约有5%的高血压是由一些已患疾病如肾功能障碍或某些导致血管狭窄的情况所引发的。这类高血压被称为继发性高血压。但是，大多数高血压患者的致病原因并不是很清楚。这类高血压被称为原发性高血压。

导致高血压的风险因素

有许多风险因素可能会导致患上高血压。主要包括：

家族病史：家族高血压病史是导致患上高血压的一个原因。

年龄：随着年龄的增长，任何人都有可能患上高血压。

性别：尽管男女差不多都受到此病的威胁，但服用避孕药和吸烟的妇女更容易患上高血压。

不管你是否有上述导致高血压的风险因素，以下几点都可能导致你患病，但你可以改变。

肥胖：控制你的体重。

缺乏锻炼：动起来。

饮酒：加以控制或戒除。

过量的摄入盐：减少盐的摄入。

测量血压

血压是心脏将血液输送到全身时，血液对血管壁所施加的压力。这一压力的强度取决于心脏输送血液时的压力大小及其输送量的多少。另外一个因素是血液在血管中遇到的阻力的大小——血管越厚或者越是堵塞，阻力也就相对越大。血管的弹性也起到了一定的作用。当心脏跳动时，血管弹性越小，它扩张的程度就越小，血管也就越窄，阻力也就越大。

对于大多数人来说，当收缩压为130～139毫米汞柱，舒张压为85～89毫米汞柱或更低是比较健康的。

治疗高血压

幸运的是，对于许多人来说，高血压是可以避免的。即使是那些已经有高血压或者正有可能要患上高血压的人群也可以降低血压，通过药物进行控制，并通过改变如下生活方式使问题得到解决。

1.减肥

如果你超重，减肥是最有效的非药物降压方式。只要减去4.5千克的体重就能减轻众多超重人士所面对的压力。对于一些人来说，减肥就可以不用再进行药物治疗了。

与经常锻炼、体重正常的人相比，久坐而不运动的人群患高血压的可能性要高20%～50%。定期的有氧运动，比如每天进行30～50分钟的散步或骑自行车是一个非常有效的降压方法。

2.限制饮酒

过量饮酒是导致高血压和中风的一大原因。它也会影响降压药物的药效。男性应将每日饮酒限制在2杯以内，女性不应超过1杯。

3.不要吸烟

每吸一根香烟，血压会暂时性地升高30分钟，吸烟也是心脏病的一大诱因。每个人，特别是有高血压的人，应该戒烟或者根本就不要开始吸烟。

4.限制或避免高钠食品

有些人群摄入过多的钠会导致血压升高，高血压患者应将钠的摄入量控制在每天5克以内。

此外，还必须遵循营养均衡计划。低脂肪、包含丰富水果和蔬菜的饮食能自然显著地降低血压。这种饮食能促进减肥，而且含有丰富的对于降低血压有帮助的矿物质，比如钙、钾和镁。当改变生活习惯不足以降低血压时，就需要降压药物的帮助了。降血压药物降低血压的方式各有不同，有些帮助肾脏排出钠和水，有些则使心脏跳动减缓、力度降低，还有一些则使血管放松，减少血液流动的阻力。你的身体情况将决定哪种药物或者药品组合最适合你。但无论怎样，高血压患者应该减少对于降血压药物的依赖。

营养膳食要点

相关营养素

维生素C：维生素C具有保护血管的作用。

维生素E：具有软化血管的作用。

钾、钙：饮食中这两种营养素降低，容易引起高血压。

对症食物

香蕉：含钾量特别高，有益于降血压。

花生：醋花生对降血压有一定的功效。

高血压同时伴有动脉硬化的病人，容易并发脑血管病，如脑出血、脑血栓形成。单纯用药物治疗高血压及脑血管病变，很难控制其恶性发展。如能坚持减少食盐及脂肪的摄入量，加上多吃有防治高血压、动脉硬化及脑血管病变的食物，那么对病人的康复大有帮助。

（1）控制热量的摄入。提倡吃复合碳水类食物，如红薯、玉米，少吃含葡萄糖、果糖及蔗糖属于单糖的食物，易引起血脂升高。

（2）摄入适量蛋白质。

高血压患者这样吃

对高血压患者来说，要适量摄入蛋白质和动物性脂肪，不过不要吃油炸、油煎、腌制的肉类食品，也不能完全素食。

高血压病人每日蛋白质的摄入量为每千克体重1克为宜。每周吃一次鱼类，可改善血管弹性和通透性，促进尿钠排出，从而降低血压。但高血压合并肾功能不全时，要限制蛋白质的摄入。

（3）多吃含钾、钙丰富而含钠低的食物。含钾丰富的食物有茄子、土豆、海带、莴笋、香蕉；含钙丰富的食物有牛奶、酸奶、小白菜。要少吃肉汤类食物，因为肉汤中含氮浸出物较多，会促进体内尿酸增加，加重心、肝、肾脏的负担。

（4）限制脂肪的摄入。烹调时，不用动物油，选用植物油。可以多吃深海鱼，其含有不饱和脂肪酸，能使胆固醇氧化，从而降低血浆胆固醇，还可延长血小板的凝聚，抑制血栓形成，防止中风，还含有较多的亚油酸，对增加微血管的弹性，防止血管破裂，防止高血压并发症有一定的作用。

（5）在吃过午饭后可稍稍活动，应小睡一会儿，一般以半小时至一小时为宜，老年人也可延长半小时。无条件平卧入睡时，可仰坐在沙发上闭目养神，使全身放松，这样有利于降压。

降低血压水平的饮食禁忌

在高血压患者中，患原发性高血压者占一半左右。调查他们的情况后发现，太胖或者吃咸东西过量时，症状都加剧。注意饮食，就可以在某种程度上防止高血压再升高。

忌酒

酒精已被公认是高血压的发病因素。饮酒可使心率增快，血管收缩，血压升高，还可促使钙盐、胆固醇等沉积于血管壁，加速动脉硬化。大量、长期饮酒，更易诱发动脉硬化，加重高血压。因此高血压患者应戒酒。

美国研究结果发现，饮酒量与血压水平呈正相关，也就是说喝酒越多者，血压水平就越高，男性持续饮酒者比不饮酒者，4年内发生高血压的危险增高40%。在我国，也有人进行过对照研究，结果发现饮酒者血压水平高于不饮酒者，特别是收缩压。

忌浓烈红茶

高血压病患者忌饮浓茶，尤其是忌饮浓烈红茶。因为红茶中所含的茶碱最高，可以引起大脑兴奋、不安、失眠、心悸等不适，从而使血压上升。而饮清淡绿茶则有利于高血压病的治疗。

忌狗肉

高血压病病因虽多，但大部分属阴虚阳亢性质，狗肉温肾助阳，能加重阴虚阳亢型高血压的病情。其他类型的高血压，或为肾阳虚，虚阳上扰，痰火内积，瘀血阻络等，食用狗肉或躁动浮阳或加重痰火或助火燥血，均于病情不利。所以，高血压病人不宜食用狗肉。

忌多盐

我们知道，摄取盐分过量直接会引起高血压的。这是因为当人体摄入过多盐分后，会自发地调动身体内的水分，以稀释盐分的浓度，进而使血液增加，引起高血压。腌肉、咸鱼、梅干、咸菜等都含有很多盐分，也在应忌食之列。此外还有因为味道清淡，往往放松警惕的汤菜、大碗盖饭等。

忌辛辣、精细食物

辛辣和精细食物可使大便干燥难排，易导致大便秘结，患者排便时，会使腹压升高，血压骤升，诱发脑出血，所以高血压患者禁用辛辣和精细食物。

忌高热能食物

高热能食物（葡萄糖、蔗糖、巧克力等）可诱发肥胖，肥胖者高血压发病率比正常体重者高。高血压患者多合并有超重或肥胖。所以，高血压患者饮食上应限制高热能食物。首先要控制能量的摄入，提倡吃复合碳水化合物，如豆类、薯类，少吃葡萄糖、果糖及蔗糖，这类糖属于单糖，易引起血脂升高。

忌动物性脂肪

动物性脂肪不仅热量高，而且容易在体内变成胆固醇。过量后，积存在动脉血管的内壁，缩小血管的孔径，也能成为动脉硬化的原因。在这方面，植物性脂肪能防止胆固醇的积累，建议大家多吃些。

芹菜，舒张血管，降低血管阻力

芹菜，是人们常食的蔬菜之一。近年来诸多研究表明，这是一种具有很高药用价值的植物。芹菜中有一定量的钾元素，而且比其他蔬菜要多。钾元素可以扩张血管、降低血管阻力、增加尿钠排泄，从而起到降低血压的效果。还含有黄酮类化合物——芹菜素，也具有降低血压的效果。

· 营养烹饪

烹制时尽量缩短烹饪时间，防止叶绿素和酸性物质起反应而导致变色。欧芹在烹制的过程中嫩的部位会软化，但主叶脉上坚硬的部位如纤维素和木质素依然很坚硬，如果不喜欢的话可以在烹饪前将它们剥去。

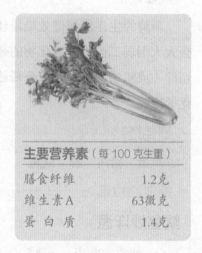

主要营养素（每100克生重）	
膳食纤维	1.2克
维生素A	63微克
蛋白质	1.4克

· 健康吃法

芹菜富含有益的植物化学物质而且味道浓烈，可用于腌渍泡菜或调制烹煮甲壳类食物的高汤。

· 最佳搭档

核桃　花生　绿豆　豆腐

· 控血脂食谱

芹菜拌干丝

食材：芹菜250克，豆干300克，葱、姜、盐、味精各适量。
制作：①芹菜洗净，切去根头，切段；豆干切细丝。②下锅煸炒姜、葱，加盐，倒入豆干丝炒2分钟，再加入芹菜翻炒，调入味精炒熟即成。

洋葱，前列腺素保护心血管健康

洋葱含有一种叫前列腺素A的物质，这种物质能够扩张血管，降低血液黏度，有效降低血脂、血压，并且能增加冠状动脉的血流量，也可以间接性地预防血栓。含有丰富的钾元素和叶酸等微量元素，对人体也有好处，可以刺激食欲，帮助消化，防止便秘，对血压也有控制效果。

· 营养烹饪

烹饪前应去皮，可整个使用，也可切成片、丁切碎后使用。为防止因辛辣的气味刺激而流泪，可以把洋葱放到水中处理，或将散发辣味的根部留到最后处理。

· 健康吃法

新鲜的生洋葱保健效果最佳，高温烹饪会大大削弱二丙烯基硫化物的效力。把洋葱切碎（或咀嚼）有助于充分释放有益的植物化学物质。

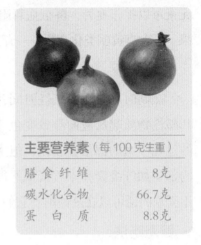

主要营养素（每100克生重）

膳食纤维	8克
碳水化合物	66.7克
蛋白质	8.8克

· 最佳搭档

鸡蛋　猪肉　蒜　鱿鱼

· 控血脂食谱

鱿鱼炒洋葱

食材：鱿鱼400克，洋葱1个，豆瓣酱、植物油、葱花各适量。

制作：①鱿鱼清洗干净切段，洋葱切片。②锅中油热后倒入鱿鱼煸炒1分钟，然后倒入豆瓣酱，中火不停地翻炒3～4分钟。③倒入洋葱继续翻炒2～3分钟，加葱花翻炒一下即可。

菠菜，减少半胱氨酸调节血压

现在是我国各地普遍食用的一种蔬菜，一年四季均有，但以春季为佳，其根红叶绿，鲜嫩异常，十分可口。菠菜能为人体提供丰富的叶酸，当缺乏叶酸时会引起血液中同型半胱氨酸水平的升高，这种物质是一种对血管健康有危害性的物质，易导致脑卒中，心肌梗死等问题发生。

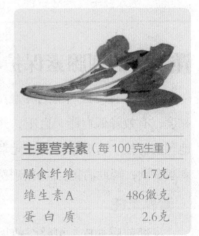

· 营养烹饪

菠菜焯水时，加入几滴植物油，可以使菠菜更翠绿。

菠菜焯水后要立即过一下凉开水，这样

主要营养素（每100克生重）

膳食纤维	1.7克
维生素A	486微克
蛋白质	2.6克

能使菠菜吃起来更加清脆爽口。

· **健康吃法**

菠菜焯水可以去除草酸,但是焯水时间不宜过长。

· **最佳搭档**

香油 大蒜 鸡蛋 香菇

· **控血脂食谱**

菠菜拌藕片

食材:菠菜200克,藕200克,盐、香油、味精各适量。

制作:①将菠菜入沸水中稍焯;鲜藕去皮切片,入开水氽断生。②在菠菜和藕片中加入盐、香油、味精拌匀即可。

茼蒿,挥发油和胆碱成分帮你降血压

茼蒿含有蛋白质、脂肪、糖类、多种矿物质及多种维生素,其中胡萝卜素的含量相当于黄瓜、茄子的15~30倍。茼蒿中含有多种挥发性物质,有健脾和胃的功效,有利于辅助治疗脾胃不和引起的原发性高血压,改善眩晕胸闷、食少痰多等症状;所含的胆碱属于一个神经递质,主要的作用是扩张血管以减缓心率,减弱心肌的收缩力,起到降低血压的作用。

· **营养烹饪**

茼蒿在烹调时应注意旺火快炒,因其中的挥发油遇热挥发快,会减弱茼蒿的保健功效。

茼蒿焯水加工时,要开后熄火将其放入三十秒。

· **健康吃法**

茼蒿不宜冷藏时间太久,不但颜色容易发黄,口感不脆,且会流失维生素A。

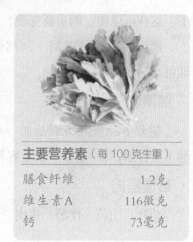

主要营养素(每100克生重)

膳食纤维	1.2克
维生素A	116微克
钙	73毫克

· 最佳搭档

　　鱿鱼　牡蛎　鸡蛋　蘑菇

· 控血脂食谱

拌茼蒿

食材：茼蒿 350 克，香油、盐、醋各适量。

制作：将茼蒿洗净，焯熟，再以香油、盐、醋拌匀即成。

胡萝卜，用槲皮素、山柰酚降压强心

　　胡萝卜是迄今为止所知胡萝卜素含量最高的蔬菜，重点是含有比较丰富的槲皮素、山柰酚，能增加冠状动脉血流量，降低血脂，促进肾上腺素的合成，因而有降压强心的作用。另外，其含有琥珀酸钾盐，有助防止血管硬化，降低胆固醇及有降低血压的作用。

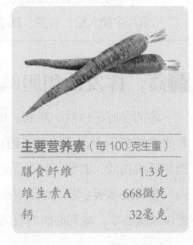

主要营养素（每 100 克生重）	
膳食纤维	1.3 克
维生素A	668微克
钙	32毫克

· 营养烹饪

　　稍有些软的胡萝卜可以用凉水浸泡一下，这样可以使它们重新变硬。

　　清洗的时候可以刮一刮胡萝卜的外皮，脆嫩的胡萝卜只用软刷擦一擦即可。

· 健康吃法

　　胡萝卜经烹煮特别是加一点脂肪（最好是单不饱和脂肪酸油，如橄榄油）烹饪后，β-胡萝卜素更容易被人体吸收。

· 最佳搭档

　　猪肚　山药　洋葱　牛肉

蔬菜寿司

食材：熟米饭 1 碗，黄瓜、生菜、胡萝卜、黑芝麻、海苔各适量，苹果醋、盐、芥末酱各少量。

制作：①将黄瓜和胡萝卜均切成长条。②将海苔平铺在案板上。③将适量的苹果醋倒入米饭中拌匀，抓取适量的米饭平铺在海苔上，抹上适量的芥末酱。④将切好的黄瓜条、胡萝卜条和生菜摆在米饭上，⑤卷起海苔，封口，即成。

香菇，预防血管硬化，降低血压

香菇中含有烟酸的量比较高，膳食纤维丰富，能有效提高人体免疫力。香菇中含有胆碱、酪氨酸、氧化酶以及某些核酸物质，能起到降血压、降胆固醇、降血脂的作用，又可预防动脉硬化、肝硬化等疾病。

· 营养烹饪

切开的香菇颜色会变深，可以淋少许酸性溶液如柠檬汁或者醋溶液来延缓其氧化变色的过程。

· 健康吃法

由于香菇中的B族维生素受热后会溶于水，所以应尽量用浸泡过干香菇的水煮菜。

· 最佳搭档

西蓝花　荸荠　莴笋　鸡肉

主要营养素（每 100 克鲜重）

膳食纤维	3.3克
碳水化合物	66.7克
烟酸	2毫克

· 控血脂食谱

刀豆炒香菇

食材：鲜刀豆 250 克，水发香菇 50 克，味精、盐、油各适量。

制作：①将刀豆洗净，切段；香菇泡发，切成丝。②将刀豆和香菇倒入烧热的素油锅内，翻炒至熟，加盐、味精即可。

骨质疏松
——补充钙磷少吃盐

了解骨质疏松

患骨质疏松的人的骨骼会变得特别脆弱，即使是轻微的压力，比如弯腰拿本书、推吸尘器甚至咳嗽都会导致骨折。

骨骼强度主要取决于骨骼密度，也部分取决于钙、磷和其他矿物质的含量。在骨质疏松中，由于钙和其他矿物质慢慢流失和骨骼密度受到的破坏，骨骼强度会减弱。

骨骼是不断变化中的活体组织，新骨骼不断长出，老骨骼不断销蚀，这一过程被称为"骨骼重塑"。破骨细胞分解老的骨细胞，留出微型小孔，另一种造骨细胞则以柔软的蜂窝状蛋白质纤维填满小孔，并随着矿物质的沉积而变硬。

一个完整的骨骼重塑周期需要2~3个月。当你年轻时，身体骨骼的生长速度快于骨骼销蚀速度，骨骼组织也会增加，其高峰期是在你35岁左右的时候。

对骨骼强度有着一定影响的蜂窝状物质的硬度主要取决于钙的充足与否。雌激素也对骨骼健康起着重要作用，它能减缓老骨骼的销蚀、促进新骨骼的生长。

随着年龄的增长，骨骼的重塑仍在进行之中，但是慢慢地，销蚀的部分超过了新增数量。女性绝经后，随着雌激素水平的下降，每年骨骼销蚀1%~3%，大约到60岁，骨骼流失减缓，但不会停止。男性也会患骨质疏松。到老年的时候，女性的骨质流失为35%~50%，男性是20%~35%。

骨密度的年龄变化

骨密度因性别和人种而不同，在人体35岁左右到达生长高峰，之后随着年龄的增长而不断下降。一般而言，峰值越高，由骨质疏松引起的骨折的风险也就越小。

骨质疏松的风险因素

尽管统计数据令人沮丧，但骨质疏松并不是不可避免的。认识到这一疾病的诱因和风险因素之后，骨质疏松还是可以被早期发现和治疗的。此外，人们对于营养、激素作用的深刻认识和不断出现的新药物和治疗方法为预防这种疾病带来了新的希望。

患骨质疏松的风险取决于人在25~35岁这一骨骼生长高峰期内骨骼组织增长了多少，以及此后的流失水平。骨骼组织在高峰期生长得越多，个人"存储"的骨骼组织就越多，因此在正常的年龄或绝经期间，患骨质疏松的风险就越小。

骨骼组织的流失和骨架的小规模销蚀会导致骨骼脆弱、骨折、背部疼痛以及变矮。由骨质疏松引起的最常见的骨折包括脊椎、盆骨、前臂和手腕处的骨折。其他部位的骨骼也比较容易折断。

骨折会严重影响生活方式和行动。如果老年妇女盆骨骨折的话，她恢复到之前身体活动水平的概率只有25%。盆骨骨折很容易就会结束一个人的独立生活，甚至会因为手术引发并发症或者瘫痪而提前死亡。一旦你骨折一次之后，再次骨折的风险就大得多了。

骨质疏松的检测

医生可以通过简单无痛的骨密度测试来检验早期的骨质疏松。这一检测是通过使用X射线和超声波技术来检查有可能发生骨折的部位的。检测也能预测可能存在的骨折风险。

对于女性而言，应接受骨骼矿物质密度的检测。尤其是绝经前后的女性都应该接受骨密度检测以评估患此病的风险。包括出现以下情况的妇女。

X射线检查发现有骨质疏松现象。

开始或正在接受长期的糖皮质激素治疗。

处于绝经前后并有甲状腺旁腺疾病。

营养膳食要点

相关营养素

维生素D：帮助身体对钙的吸收。

钙：人体中几乎95%钙存在于骨骼中，所以钙的新陈代谢与骨质疏松的关系非常密切。

对症食物

牛奶：毋庸置疑，牛奶是饮食补钙的首选食物。

豆腐：含钙量非常高，便于补充钙质。

小白菜：深绿叶类蔬菜的钙含量在蔬菜中都比较高，如油菜、木耳菜等。

足量的钙和维生素D对于年轻时候促进骨骼生长和老年时减缓骨质流失非常重要。钙对人体而言是一种极端重要的物质，除了是组成骨骼的必要成分之外，它还是肌肉（包括心脏）和神经发挥功能所不可或缺的，在人受伤的情况下，钙还能促进血液凝结。如果人们在饮食中得不到足量的钙，人体就会从骨骼中攫取钙，以维持血液中的钙含量。建议的钙摄入量因年龄和身体状况的不同而不同。对于9~13岁的人群来说，建议钙的摄入量是1 300毫克。19~50岁人群钙的建议摄入量为800毫克。在妊娠和哺乳期中的妇女的钙的建议摄入量是1 500毫克左右。

如果你的饮食中的钙摄入量不足，就应当考虑补钙了。含钙最丰富的食品是牛奶、干酪和酸奶。其他一些包括：绿芜菁甘蓝、带骨的罐装鱼、添加强化钙的橙汁和豆腐。当然，如果你想通过饮食获得额外的钙，你同时也应该监控体重，全脂牛奶、某些干酪和冰激凌富含钙和脂肪。

就饮食选择和习惯而言，单是食品本身就可以提供建议的钙摄入量。

医生可以评估你饮食中的钙的摄入量，可以用24小时的尿样收集来检测人体的钙含量，判断你从饮食中摄入的钙是否足够。

维生素D能帮助身体吸收钙。人们可以通过摄入维生素D强化牛奶、动物肝脏、鱼、蛋黄和接受日晒获取维生素D。在中午时晒10~15分钟的太阳，每周2~3次，就能获得足够的维生素D。

老年人和患有某些疾病的人会因补钙而获益良多。含有400国际单位维生素D的复合维生素片就能提供足够的钙。

在饮食调整的同时，还需要结合锻炼增加骨密度，比如负重锻炼。

负重锻炼是指骨骼在承受体重情况下的锻炼活动。它能够减缓骨质流失、加强骨骼和背部的强度、改善体形并促进协调能力以防止跌倒。骨骼反复冲撞锻炼的效果更佳，比如腿骨就会对脚反复蹬地有所反应，从而延缓骨质流失。记住，什么年纪开始锻炼都不算迟。

能避免骨质疏松的骨骼生长锻炼包括散步、慢跑、跑步、走楼梯、滑雪和冲撞运动。强健的肌肉会发出更强的力量，骨骼也会随之有所反应而变得更强，所以举重（力量训练）是另一种避免骨质疏松的绝佳方式。毫无疑问，任何骨质疏松患者都能通过咨询医生从而设计出安全的锻炼计划。

强筋壮骨的饮食禁忌

骨质疏松的出现有很多不同的原因，可能和日常的饮食有关，也可能是没有注重运动所导致。在选择治疗时需要注重饮食，那么骨质疏松的饮食禁忌事项有哪些呢?

（1）控制草酸的食用量，多吃低草酸蔬菜。草酸如果和高钙食物一起吃就会形成草酸钙，影响钙元素的正常吸收。低草酸食物油菜、芥菜等都是很好的钙来源，每天250克就可以摄入250～450毫克的钙，而且绿叶菜中的维生素K也可以帮助强健骨骼。

（2）日常餐食中少吃高脂肪、高胆固醇类的食物，常见的有肥肉、大量的油炸食品，蛋白质摄入过多，反而钙的吸收会降低。另外，骨头汤不补钙，所以如果喝汤，要把肉吃掉。

（3）限制咖啡因摄入。浓茶和咖啡里含有大量的咖啡因，而过量的咖啡因会导致钙从尿液中排泄出去。如果每天只喝2～3杯淡咖啡，或者在饮用时添加牛

骨质疏松患者这样吃

◆能量摄取靠谷物，添加糖类要少吃;

◆各种香料增风味，严格控制食盐量;

◆坚果山楂手中拿，肥腻食物下餐桌;

◆咖啡浓茶换温水，绿叶蔬菜吃起来。

奶，饮食中又含有丰富的钙的话，不会造成太大的影响。

（4）少吃盐。很多人不知道，每天吃6克盐，就会有40～60毫克的钙流失，所以日常饮食别吃太咸，尤其要控制榨菜、罐头食品，多吃不仅会导致钙元素逐渐流失，还会提升身体疾病的患病风险。

（5）高甜食物尽量不吃。糖类食品在体内代谢会加速水溶性维生素B_1及血液中的钙过多排出，血液中钙元素的流失会引起骨骼中的钙不断地溶解到血液中，最终导致骨质疏松。

（6）合理补充蛋白质。骨质疏松是因为缺乏钙元素所导致，因此合理补充钙元素是比较关键的，但是在补充钙元素时，应该适当性地补充蛋白质，却不应该大量地补充，如果补充的蛋白质比较高，也会影响钙元素的流失。

（7）不吸烟。吸烟会阻碍身体生成健康的骨骼。

牛奶，对体质体能大有裨益

牛奶的营养成分丰富均衡，能全面补充人体所需多种营养物质。牛奶是钙质的极佳来源，钙是形成骨骼和牙齿的原料，能减缓绝经期妇女的骨质流失，对调节免疫功能、激素分泌以及控制神经和肌肉的兴奋具有重要作用。牛奶中几乎含有人体生长发育所需的全部氨基酸，对维持人体机能的正常运转有重要意义。

· 营养烹饪

牛奶可吸收其他食物的气味，所以可以抹到动物内脏等食物表面以去除腥气。

· 健康吃法

乳糖不耐受的人可以选择零乳糖奶，或者少量多次饮用逐渐建立耐受。

喝牛奶时，不要添加果汁等酸性饮料，否则难以消化吸收。

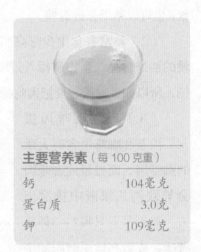

主要营养素（每100克重）

钙	104毫克
蛋白质	3.0克
钾	109毫克

· 最佳搭档

核桃　玉米　燕麦　红枣

木瓜炖牛奶

食材：牛奶 200 毫升，木瓜 200 克，零卡糖少许。

制作：①木瓜去皮，切块，洗净。②锅中下入牛奶、木瓜煲 20 分钟，再下入零卡糖调味即可。

圆白菜，益心力、利关节、壮筋骨

圆白菜的营养价值与大白菜相差无几，其中维生素C的含量丰富。圆白菜含丰富的维生素A、钙和磷，能促进骨质的发育，防止骨质疏松，非常有利于儿童生长发育和老年人骨骼保健。

· 营养烹饪

圆白菜可用盐水浸泡以驱除可能隐藏在叶子中的小虫。如果要把叶子分开，将整个圆白菜放在沸水中浸泡一会儿，然后滤干，晾至不烫手即可将叶子剥下来。

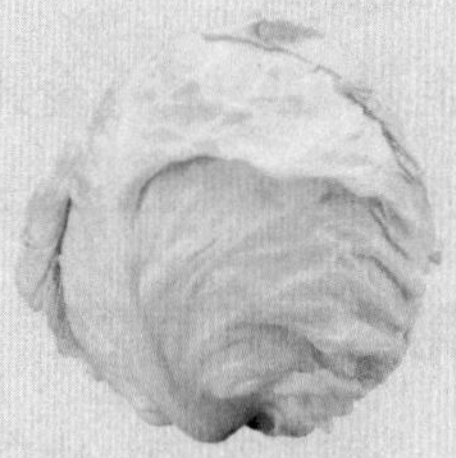

· 健康吃法

用榨汁机榨出新鲜圆白菜汁，可有效地摄取过氧化酶。如果想要充分利用维生素A和维生素C的话最好生食或榨汁饮用。

· 最佳搭档

西红柿　虾　木耳　猪肉

主要营养素（每100克生重）

钙	49毫克
维生素A	12毫克
钾	124毫克

凉拌木耳圆白菜

食材：水发黑木耳 50 克，圆白菜 250 克，精盐、味精、食醋、香油各适量。

制作：①将黑木耳洗净后挤干水分；圆白菜去老叶，洗净后切成大片，炒熟沥水。②黑木耳、圆白菜放入碗中，加精盐、味精、食醋、香油拌匀。

豆腐，强健骨骼、增强骨密度

豆腐是镁、钙、磷、铁的绝佳来源，还含有丰富的蛋白质，此外还含有较多的维生素B_1，但是膳食纤维含量少。与其他豆类食物相比，豆腐的脂肪（主要是多不饱和脂肪酸）、钙和铁含量更高些。

· **营养烹饪**

内酯豆腐烹饪前蒸20分钟，晾凉后，再用来做菜就不容易碎了。

· **健康吃法**

豆腐与菠菜一起烹饪，会形成草酸钙，不易吸收，因此不宜一起烹饪。

搭配肉吃，会让蛋白质更容易吸收。

· **最佳搭档**

生菜　西红柿　金针菇　紫菜

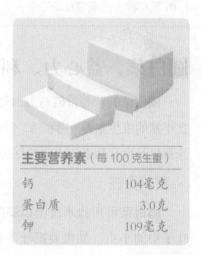

主要营养素（每 100 克生重）	
钙	104毫克
蛋白质	3.0克
钾	109毫克

· **补钙食谱**

海带白菜炖豆腐

食材：海带 20 克，大白菜叶 4 片，南豆腐 100 克，姜小块，盐少许。
制作：①海带洗净，泡发；白菜叶洗净，用手撕成小块；姜洗净，切丝；豆腐洗净切块，备用。②水煮沸后，放入海带、白菜、豆腐和姜丝。③煮熟后加盐，即可食用。

蓝莓，让骨骼更强壮健康

蓝莓被誉为超级水果，富含维生素C、花青素、果胶等成分，有很高的营养价值，是抗氧化能力最强的水果之一。其富含有铁、磷、钙、镁、锰、锌，都是骨骼的组成部分，充分摄入这些矿物质和维生素有助于保持骨骼结构和强度。

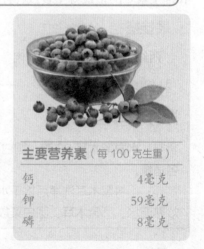

主要营养素（每 100 克生重）	
钙	4毫克
钾	59毫克
磷	8毫克

· **健康吃法**

蓝莓非常适合搭配原味酸奶食用，酸奶富含蛋白质，蓝莓富含花青素，二者搭配可以使营养更加丰富。

· **保持新鲜**

储存新鲜蓝莓之前不要清洗，否则会导致蓝莓容易腐坏。

· **最佳搭档**

酸奶 葡萄 梨 草莓

· **补钙食谱**

蓝莓番茄汁

食材：小番茄 5 颗，蓝莓 100 克，蜂蜜、水各适量。

制作：①先将番茄去蒂，切成小块；蓝莓洗净。②所有材料放入榨汁机中，倒入适量的水榨汁即可。

鸡蛋，优良的蛋白质助力健康

鸡蛋几乎含有人体所需要的所有营养物质，故被人们称为"理想的营养库"，营养学家称之为"完全蛋白质模式"。蛋黄中的卵磷脂可促进肝细胞的再生，还可提高人体血浆蛋白量，增强机体的代谢功能和免疫功能，防治动脉硬化。鸡蛋中含有较多的维生素B_2，可以分解和氧化人体内的致癌物质。

· **营养烹饪**

做水蒸蛋时，水和蛋的比例 3 : 2 最合适。

煎鸡蛋时，在蛋黄即将凝固时浇一点凉开水，煎出的蛋会松软嫩黄。

· **健康吃法**

鸡蛋不能生吃，必须烹饪后食用，打蛋

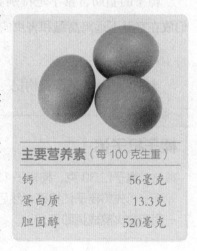

主要营养素（每 100 克生重）

钙	56毫克
蛋白质	13.3克
胆固醇	520毫克

壳时也要注意不让蛋壳上的污物沾到打好的鸡蛋上。

· 最佳搭档

　　糯米酒　木耳　西蓝花　苦瓜　洋葱

· 补钙食谱

洋葱炒鸡蛋

食材：洋葱 1 个，鸡蛋 3 个，辣椒、盐、植物油各适量。

制作：①洋葱切丝；鸡蛋打散。②锅中加油，油热倒入蛋液炒熟，盛出备用。③用底油爆香辣椒，倒入洋葱翻炒 1 分钟，然后加盐再翻炒几下。④倒入鸡蛋翻炒几下即可。

榛子，增强体质、强健骨骼韧带

　　榛子当中含磷量比较高，磷是人构成骨骼、牙齿很重要的成分，是身体必需的物质，含钾、铁含量也很高，可以抵抗疲劳，增强体质。

· 健康吃法

　　新鲜榛子尤其是去壳以后的榛子很容易腐坏，所以要尽快食用。

· 保持新鲜

　　榛子的脂肪含量不是特别高，可以把它们放在室温下远离高温和害虫的环境保存。

· 最佳搭档

　　大米　核桃　莲子　枸杞

· 补钙食谱

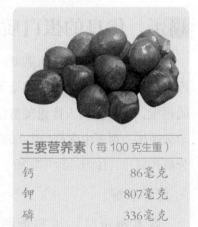

主要营养素（每 100 克生重）	
钙	86 毫克
钾	807 毫克
磷	336 毫克

榛子杞子粥

食材：榛子仁 30 克，枸杞子 15 克，粳米 50 克。

制作：①先将榛子仁捣碎，然后与枸杞子一同加水煎汁。②去渣后与粳米一同用文火熬成粥即可。

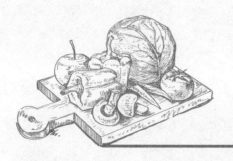

一日食谱：加快康复

糖尿病

早餐	香菇油菜包 / 藜麦面包	四川泡菜
	鹰嘴豆豆浆 1 杯	原味酸奶
午餐	黑米杂豆饭	苦瓜炒虾仁
	薏米汤	蒜蓉木耳菜
加餐	核桃仁 2 颗、蓝莓 / 杏	
晚餐	全麦馒头半个	蒸山药 1 小块
	鸡汤小白菜 / 蒜蓉西蓝花	凉拌海带丝

高脂血症

早餐	水煮蛋 1 个	果仁菠菜
	煮玉米 1 根	小米高粱粥
午餐	杂粮饭	卤兔肉 / 鸭胗 / 鸡心
	清蒸武昌鱼	油豆角焖茄子
加餐	人参果 / 樱桃	
晚餐	蒸芋头	洋葱炒鸡丁
	芹菜拌腐竹	圆白菜蛤蜊汤

高血压

早 餐	土豆泥三明治 (无沙拉)	南瓜子 20 克
	牛奶 1 杯	蓝莓 / 树莓 / 圣女果
午 餐	小米大米绿豆饭	青口贝蔬菜汤
	清蒸柠檬鲈鱼	清炒小油菜
加 餐	香蕉 1 根 / 柿子 1 个 / 波罗蜜 100 克	
晚 餐	全麦豆渣蔬菜饼	芹菜炒豆干
	醋熘白菜	燕麦南瓜粥

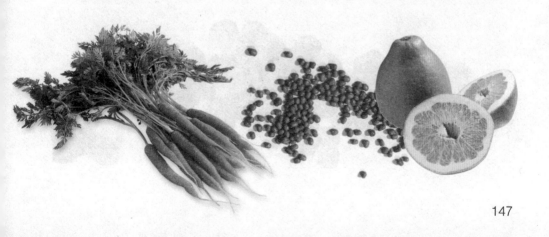

骨质疏松

早餐	芥末土豆泥（不加沙拉）	煮毛豆
	牛奶 1 杯	奶酪 10 克
午餐	紫米糯米饭	蒜蓉空心菜
	玉米胡萝卜炖排骨	皮蛋豆腐
加餐	草莓 4 颗、榛子仁 15 克	
晚餐	豆腐丝麻酱拌荞麦面	酸奶 1 小杯
	清炒小油菜	焯拌绿豆芽

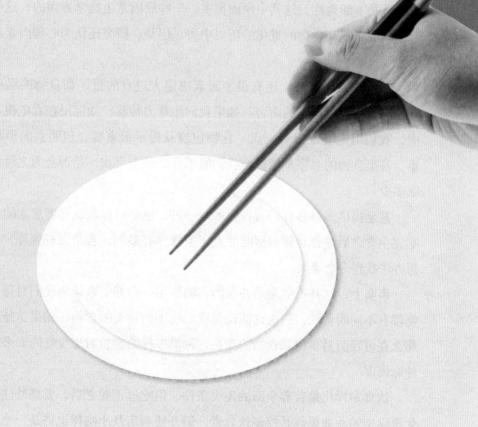

第六章

科学减脂与增重，
实现饮食自由

胖子的烦恼
——吃什么都长肉

我们为何会吃得过多：心理分量

道理很简单：如果你不想增加重量，就不要吃得过多。可为何我们还是吃得过多呢？

人体有很多方式告诉我们什么时候吃够了，但是我们却总是忽视这一现象，还是不断地吃。这其中原因很多，一些原因是生物学方面的，这也许要追溯到难以找到食物的进化的历史中去。但是，研究还认为心理因素也是一个重要因素。

除体积和热量外，还有很多因素决定人进食的量，如食物的温度、颜色及吃饭时周围环境的声音。如果我们注意力转移，如沉浸在看电视及谈话中，我们可能会吃得多一点。食物包装及提示很重要，包装盒的形状、大小，甚至食物的名字都能影响我们的感官、是否喜欢、是否会为之付款及能吃多少。

甚至提供多种多样的食物而不是一种，也是对控制饮食者意志的考验。吃完主食之后，你会到厨房吃甜点，不管你有多饱，若是没有薯片，你也会想办法找到一个苹果。

事实上，这并不完全是心理因素的作用。营养学家认为我们对每一种食物都有不同的食欲，这也许能确保我们吃不同种类的食物。如果这是事实，那么在可轻而易举得到食物的现在，种类多样的食物对想少吃的人来说真是件麻烦事。

饮食多样化是营养全面的先决条件，但吃过正餐之后，要格外注意，避免再吃别的。如果你是控制饮食者，避开便利店及小吃摊也许是一个不错的主意。

150

如果你意识到已经吃了很多，你会少吃一点吗？

一方面，心理上吃得比需要的多的最强烈动机也许是将碗吃空的心理，这可追溯到童年时我们在餐桌上受到的教育——不能浪费粮食。另一方面，视觉感官也会影响到吃多少，当把坚果壳堆积在一起时人们所吃的坚果会少一点；若将吃剩的骨头堆在桌上，人们吃的肉也会少一点。

影响减肥的因素

过去你可能一直认为减肥是件很难的事，这其中必有原因。了解这些影响减肥的因素，可以帮你减轻减肥失败的负罪感，找到有效的瘦身之道，同时还能增加你减肥的信心，削弱"失败"的负面影响。

基因

我们已经知道体形70%由基因决定，基因通过一系列复杂的生理过程影响我们的体形、减肥速度和食欲，进而影响体重。当然，肥胖并不是不可避免的，只是有些人需要努力摆脱身体原有的遗传倾向才能达到理想的减肥效果。

现代生活方式

缺乏体育锻炼和高脂高能的饮食是导致肥胖盛行的主要原因。这已成为大多数人的共识。日益加剧的工作压力使人们无暇烹调新鲜食物，食用快餐的人越来越多，他们并没有意识到快餐中含有的极高热量。

饥饿冲动

我们的食欲机制源自蛮荒时代靠狩猎和采集果实为生的祖先。他们需要一个好胃口——尤其是对高热量的食物，这样才能储存足够的能量与恶劣的环境做斗争。饥饿冲动对维持生存来说非常重要，不少人类学家认为这是人类进化过程中自然选择的结果，但在如今缺乏锻炼、高脂食物盛行的社会，这也成为人们普遍超重的原因之一。饥饿冲动不仅激发了我们的食欲，还会对食物转化为能量的效率产生影响。

缺钙

影响体重的又一因素是体内的钙含量。研究表明，钙含量较高的人，其体重也比较稳定。这是因为当体内钙含量水平较高时，脂肪大都被转化为能量，而缺钙则会使脂肪累积。

胰岛素抵抗

胰岛素也叫作"饥饿激素"，可以通过控制食量来降低体内储存的脂肪量，促进能量消耗，并调节血液中的葡萄糖（一种单糖）水平。如果一个人明显超重却又合成了过量的纯碳水化合物（单糖），则很有可能是因为出现了胰岛素抵抗。患者必须合成更多的胰岛素来维持正常的血糖水平，因此他们总感觉吃不饱。胰岛素抵抗患者通常都会出现肥胖问题，而这种疾病与肥胖结合正是导致2型糖尿病的元凶。

应激激素

压力，不管是生理还是心理上的，都会刺激身体分泌一种"应激激素"，使身体进入所谓的紧急状态，从而使体重异常增加。如果压力过大导致失眠，皮质醇水平就会上升，这意味着身体进入了脂肪囤积模式。对动物和人类的研究都表明，睡眠不足产生的生理压力经常通过旺盛的食欲和暴饮暴食获得释放。如果你觉得自己无法靠运动或自我调节减轻压力，请向医生求助。

现在，你了解了自己的体形，也对各种障碍的克服办法了然于心。你目前的任务是要在减肥的过程中充满自信，看看为了成功减肥究竟应该做些什么。

如何保持苗条身材

一直保持好的身材，的确具有挑战性，而且要有屡败屡战的勇气。让我们直面困难吧。许多人就是长期控制饮食者，有些人无论如何减少食物的量，体重还是原来的体重。如果了解机体内部运作过程，那么我们就拥有了控制体重的主动权。

《中国居民膳食指南（2022）》显示，目前我国成年居民超重或肥胖已经超过一半（50.7%），6岁以下和6至17岁儿童青少年超重肥胖率分别达到10.4%和19.0%；18岁及以上居民超重率和肥胖率，分别为34.3%和16.4%。

我们都知道，超重对健康危害严重，尤其是肥胖者患心脏病、糖尿病及癌症的危险性更高。这就是为什么"正常体重"被认为是"健康体重"的原因。那么为什么有如此多的人体重还在增加呢？

超重的基本原因是饮食中的能量超过机体消耗的能量，多余的能量转化成脂肪，大部分储存在皮下。如果你超重，就得减少饮食。有些人短期内就能减肥

> **如何保持苗条**
>
> ◆ 高钙及低脂食品有助于减肥
> ◆ 了解及控制食欲对于尝试低热量食物至关重要。在热量摄入一样的情况下，多吃某些特定食物可填饱肚子

成功，成功的原因就是毅力。有些人根本无动于衷，那么他们的健康将受到威胁。

减肥唯一的终极方式就是控制热量。通过控制饮食减少热量的摄入，通过运动消耗热量。但是，我们都知道，说起来容易，做起来难，采取控制饮食的措施后，一旦停止，体重就会继续上升。

限制热量摄入是困难的，尤其那些实际运动量少的人更需要限制热量。现代饮食研究的焦点是食欲，控制食欲，这样即使饮食中热量少，你也不会觉得饥饿及营养失调。

在对肥胖的调查研究中，研究者对一些假设做了回答。苗条者的代谢速度真的比肥胖者快吗？吃得慢会导致吃得少吗？饭前一杯水会降低食欲吗？食欲心理学研究中，大分量的食物会使你吃得多吗？食物的外表会影响你吃的量吗？

世界范围内各大实验室也研究出了新成果。你知道含钙高的食物会减轻体重吗？你知道奶制品是向减肥者提供钙质的最佳来源吗？你知道吃蛋白质含量高的食物能容易饱而又吃得少吗？

了解食欲及代谢（热量的释放）如何共同起作用，就有可能控制热量收支平衡。然后你就能战胜肥胖，恢复健康体重，这样那些半饥不饱的日子将一去不复返了！

你需要关注基础代谢

你注视着面前的麻酱烧饼，但想到体重，你还是决定放弃食用。而你的朋友，正在享受她的第2块，她怎么就能想吃什么就吃什么还能保持苗条呢？

你肯定会想，她的代谢率肯定比你快得多。所有这些热量必定消耗而没有作为脂肪出现在肚皮下及臀部。

再想一想，瘦人事实上比胖人的代谢速度慢。是的，的确是。瘦人的代谢率更低，而非更快。

犹如大汽车耗油比小汽车多，胖人比瘦人消耗的燃料也多。燃料的数量-热量 – 每天的使用量＝代谢率。你朋友的代谢率比你低，因此，食物消耗得比你慢。

如果你超重，想减掉过量的体重，了解代谢的过程是很重要的。

如果你正在做一项艰巨的工作，很明显你得使用非常多的能量。但是，你也许不知道，你体内使用的绝大部分能量只是为保持生命力。

一餐之后，消化系统的肌肉消耗能量，推动食物通过消化系统，同时也得消耗能量分解食物。但是即使你不消化食物，机体也在使用大量能量。肝脏的全职是处理毒素；在大脑的指令下一切井然有序，即使在睡觉时也一样；心脏负责将血液泵出。事实上，体内的每一个细胞都需要能量来保持生命力。

人安静时使用能量的比率为基础代谢率，很多人认为"瘦者代谢率高"，是错误的认知。

如果说肥胖者的基础代谢率高，那为何瘦人吃如此多的东西体重也不增加呢？真实情况其实不是这样的。

计算基础代谢率（BMR）

人体消耗的绝大多数热量只是保持生命力。基础代谢率完全取决于性别、年龄及体重。男性的代谢率高于女性，年轻的高于年长的，而且肥胖者的确比苗条者的基础代谢率高。

此公式适用于除异常消瘦及异常肥胖者外所有人。需要知道的数据包括体重（千克）、身高（厘米）、年龄（岁）。

男性 BMR=67+（13.73×体重）+（5×身高）-（6.9×年龄）

女性 BMR=661+（9.6×体重）+（1.8×身高）-（4.7×年龄）

研究者表示，在饮食调查表及详细饮食记录中，许多超重者总是低估他们吃了多少。现实生活中，胖人吃的比瘦人多。负荷运动中他们的热量消耗

量差别也很大。如果你步行、骑车上班，做家务或是做一些简单的需要运动的事情，你的基础代谢率将会增加。

另一方面，如果你消耗的热量总是比摄入得少，就会变胖。简而言之，人体每32 186千焦未消耗的热量就会导致1千克的脂肪堆积。体重增加，代谢率也会增加，最终能量收支恢复平衡。

在如今便利的条件下，我们很容易买到高脂、高糖的食物，这些食物的热量相当高，而我们的活动量却很少，所以肥胖的比例不断增加这一点也不奇怪。

可是，减肥并非易事。如果你靠饥饿减肥，需依赖脂肪储备，消耗脂肪才能获得能量，但人体同时也会消耗蛋白质，导致肌肉损耗。减少食物摄入还会减少重要营养元素的摄入。

减肥不仅仅是多做简单运动，还需要通过有规律的负荷运动增加能量需求，这样你就能主动补偿所需的更多能量。事实上，这并非坏事：研究表明，此表现在瘦人中更明显，因此，如果超重，运动至少能消耗一部分储存的脂肪。

通过控制热量摄入及肌肉运动减肥，这种缓慢而有效的方式是最好的。如果你想要减肥，首先给自己制订一个可行的目标：减去少于10%的体重。一旦目标达成，庆祝一下，在决定下一个5%或10%的目标前先维持此体重一段时间。

一旦恢复原先的苗条身材，就可采取积极的生活方式，这样，你就能和朋友吃一样多的蛋糕而不必感到担忧了。

有效降低能量摄入水平

下列原则将有助于你成功减重。要知道，减重成功并能保持体重不反弹的人虽然并不经常计算能量收支，但却真的有这种意识。在遵循下列原则的过程中，你也会逐渐形成这种意识。

引入碳水化合物宵禁

碳水化合物宵禁是指下午5点以后禁食一切淀粉类食物——如米饭、面条、包子和土豆食物。不用担心，不是让你忍饥挨饿，因为还有很多其他食物供你选择，你的晚餐仍然可以非常丰盛。瘦肉、鱼、水果、蔬菜、豆类、奶制品都可以成为你晚餐的一部分，而且这些食物也一样可以做得非常可口！

许多减肥者都认为，碳水化合物宵禁是很有效的体重控制手段，它能够控制你的胰岛素分泌水平，使你保持稳定的能量摄入水平，而这正是减肥成功的关键。

首先，这是创造能量差的简便途径，能够降低你的能量摄入水平。食用营养丰富、能量缓释的豆类，可以使你既无饥饿感，又精力充沛。用水果和蔬菜代替大米或白面，将增加你的维生素和矿物质摄入量，促进对常量营养素的吸收。

其次，它可以避免胃胀。在消化吸收的过程中，碳水化合物会分解成葡萄糖，并以肌糖原或脂肪的形式储存在人体内。但每储存一份肌糖原需要同时储存三份水，摄入过量的碳水化合物的最终结果是胃胀。

最后，碳水化合物宵禁防止食物残留。如果你晚上吃碳水化合物类食物，第二天早上醒来胃里就会有"食物残留"，使你没有胃口吃早餐。而不吃早餐会导致午餐过量，久而久之，形成恶性循环。

虽然对于日常饮食中的糖类允许摄入量并没有普遍适用的推荐值，但我们还是建议你尽可能减少糖在饮食中的比重，尽量避免吃饼干、蛋糕之类的精细食物。经过加工的食物通常不会在标签上标明糖的来源，这就无法确定其中的糖分是人工添加的，还是其本身就有的，所以尽量不要选购这些食物。此外，人工添加的糖会危害牙齿健康，因此为儿童准备饮食时必须严格限制糖的用量。

每餐都要吃蛋白质食物

尽管许多营养学家都认为高蛋白质饮食对健康不利，但适量食用高蛋白质食物却真的有助于减肥。因为蛋白质更容易让人产生饱腹感。

首先，蛋白质中含有一种叫作亮氨酸的必需氨基酸。这种氨基酸能够增强肌肉功能，有利于减肥，而亮氨酸只能从蛋白质中获取。

其次，蛋白质有助于减缓进食后的血糖升高速度，增强你的耐力。

最后，蛋白质能加速多巴胺的释放。多巴胺是一种可以传递大脑指令的物质，能使人感觉更加敏锐。因此，食用蛋白质含量高的食物能让你集中注意力，精神抖擞。

少吃高脂食物

大家对低脂饮食（从脂肪中获取的能量低于能量摄入总量25%的饮食方案）是否有助于减肥一直存在争议，因为脂肪并不完全意味着肥胖，摄入有益脂肪的确能帮人消耗更多能量，有利于减肥。因此，问题的关键是要抵制有害脂肪，同时保证有益脂肪的摄入。

研究证实，只要降低饮食中的脂肪比例就能减肥，因为你摄入的热量明显减少了。

高脂食物并不会让人产生饱腹感，所以你还是有可能过量饮食，尽管少量脂肪就足以提供身体所需能量。因此，脂肪摄入过多显然是不可取的！

避免大份食物

导致肥胖的主要原因就是吃得过多。过量的食物意味着过多的热量。餐馆里的食物分量越来越大，商家出于竞争的需要，不断做出更加实惠的许诺，靠增加食物分量吸引消费者。食物分量越来越大，人们渐渐忘记了"正常"的分量该是多少了。

你可以吃你想吃的任何东西，只是量要有所控制。

为了避免大分量食物，过秤显然是不切实际的。其实我们完全可以不用这么费事。你可以准备一个轻便的"量篮"，就像实验室的量杯一样，每日必需的食物恰恰能把篮子装满。通过经常"看"和"拎"，你很快就能把握食物重量和体积之间的关系，从而做到随时随地适量饮食。你可以在餐馆里点你喜欢的菜肴，但一定要适量。如果你的自制力不强，那么就少点一点开胃菜，或者和朋友一起进餐。控制食物的分量是一个行之有效的减肥办法，可谓一举多得。你仍然可以吃自己喜欢的东西，只是吃的时候要有所节制，摄入的热量不可过多。

早餐可以多吃

很多人整天挨饿节食，以为自己在创造能量差，其实这是在制造麻烦。白天过度饥饿只会导致晚上暴饮暴食。相反，每天吃一顿能量缓释的早餐，你的身体才能保持健康。

规律饮食有助于稳定身体的能量摄入水平。避免到饥饿时，饥不择食，一吃就过量。

有饥饿感时再进食，并将能量摄入平均分配到一天的多个时段。这样一来，你就能通过食物的热效应消耗更多能量，同时也有助于维持体力。

限制酒精摄入量

酒精是潜在的增重因素。尽管成功减肥并不意味着要终生戒酒，不过也必须对酒精的摄入量有所限制。从健康的角度讲，"适量饮酒"是指每天只喝两小杯。如果你能少喝些酒，就可以明显降低能量的摄入水平。而如果你能在减肥阶段彻底戒酒的话，瘦身效果会更加显著。

酒精富含热量，一瓶500毫升的啤酒约含60千焦热量，一杯50毫升的威士忌约含468千焦热量。人体肌肉无法直接利用酒精所含能量。酒精进入人体会先进入血液，然后经过新陈代谢转化为对人体有用的能量物质，如糖或脂肪，之后才能被人体吸收。研究表明，一杯红葡萄酒比含相同热量的蛋糕更容易让人发胖。

酒精会削弱人的意志力，让你的目光转向不利于减肥的食物。进餐前只喝一小杯红葡萄酒或啤酒，也会明显降低进餐后的饱腹感，继而使人在接下来的24小时里过多补充能量物质。

关于健康饮酒的建议有以下几点。

（1）注意酒杯大小！防止饮酒过量的一个有效的方法就是换用小杯。如果你用大杯喝酒，或喝烈性酒，就会不知不觉地饮酒过量。

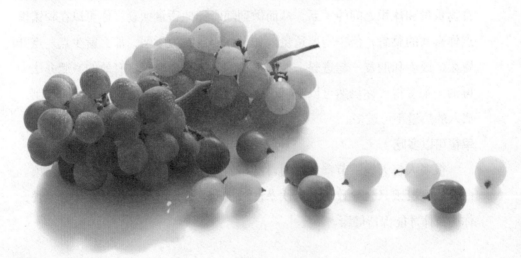

（2）将酒与软饮料或水混合饮用，可减轻酒精对身体的刺激，同时防止身体缺水。

（3）饮酒时不要吃坚果或薯片。这些东西会让你口渴，从而喝更多的酒。也不要空腹饮酒。那样会降低身体对酒精的分解能力，更容易喝醉。

多吃含水丰富的食物

试着在三餐中多加一些汤、果汁、液态食物，以及含水丰富的蔬菜和水果。含水量高的食物可以帮你赶走饥饿，使你长时间保持饱腹感。研究表明，了解这一点的人大都能够坚持自己的减肥饮食方案，而且不会感到饥饿或压抑。

体重减少：热量产生的效应

当你决定开始控制饮食热量后，奶制品通常是最先放弃的食物。众所周知，奶制品脂肪含量高，那么，现在一些研究认为，我们吃的奶制品，并不能将其所有热量都算进去，其中含的钙起了重要作用。

对于正在减肥的你来说，在超市里犹如在欲望之都。这里诱惑太多，你也许会远离奶制品区。奶制品品种多样，富含蛋白质和微量元素，但其脂肪含量也高。

我们都知道计算热量时需要减去脂肪，想象一下我们吃的脂肪若是直接通过人体，而不被吸收，那么脂肪中的热量就不会被计入摄入的总热量中了。那么，食用包含许多钙的食物如奶制品就会发生此种情况。钙能使人体消耗脂肪，知道这个事实后，你也许会直接走向奶制品区。

20世纪80年代，在研究饮食与血压的关系时，研究者无意中发现钙有使体重下降的作用。此作用仍有争议，但许多研究证明，至少在超重的人中此作用是存在的。

因此偶尔吃一块奶酪并没有想象中的那么可怕，如果你喜欢低脂奶制品，那么还是让酸奶、奶酪、牛奶回到你正常的生活中吧。你也许会比以前不吃它们时体重减轻更多。保持摄入同样的热量，但是多吃一点奶制品，你也能减轻体重。

钙对肥胖部位有双重作用。

首先，最令人惊奇的是，钙在肠道内与脂肪结合，形成的物质不能在肠道被吸收，因而会排出体外，能达到在人体系统中吸附脂肪及热量的目的。

饮食中含钙量越多，就会排出越多的脂肪。排出体外的脂肪并不是皮下的脂肪细胞，这就是为什么高钙饮食中一些热量不计算在内的原因。

> ## 钙的来源
>
> ◆奶制品：如1份原味酸奶中含钙量大于 400 毫克
> ◆鱼类：软骨鱼，如鲑鱼、沙丁鱼
> ◆绿叶菜：如菠菜、羽衣甘蓝、芥菜及水芹等

虽然排出的脂肪量很少，但累积起来作用却很大。对一项为期一年的加钙饮食的调查显示，此过程流失的钙量，简单地说与减去3.5千克的脂肪相当，即在不减少热量摄入的情况下，体重减少量超过3.5千克。

其次，饮食中钙对体重的第二项作用更复杂：控制脂肪燃烧机制。

减少饮食中的热量摄入，人体相应的代谢率降低。换句话说，如果减少热量的摄入，人体会减缓消耗热量的速度以保持能量平衡。这也许是在早期人类度过食物稀缺期时就已进化好的，但是现在，这个机制却困扰着一些肥胖者，他们减少食物摄入量，但体重没有下降。

科学家认为钙能抵消此效应，在人控制食量时保持能量平衡，增加机体燃烧脂肪时的代谢率。更重要的是，钙在脂肪细胞之间出现，能减缓新细胞形成的速度。

除奶制品外，钙的来源还有很多，任何含钙饮食都有效。但是，研究钙对体重减少的实验表明奶制品是最有效的。研究者认为牛奶中特定的化学成分能增加人体对钙的吸收，这些化学物质存在于奶制品中的液体部分（乳清），而非固体部分（凝乳）。

当将酸性物质如凝乳块、水果汁或醋加入奶中时，实性成分就会聚集，形成凝乳。这是奶酪的制作原理。软奶酪包含一些乳清，而硬奶酪中则很少。任何液态奶或是提炼奶制品中均含乳清，乳清蛋白是奶酪制作工业的副产品，能加在许多食品中，包括大多数面包及罐装汤。

因而，若乳清中真含有帮助钙吸收的化合物，那么酸奶酪、软奶酪比硬奶酪能更有效地控制体重。

进食量与体力活动的平衡

进食量和体力活动是控制体重的两个主要因素，体重过高过低都是不健康的表现。如进食量过大而体力活动不足，多余的能量就会在体内以脂肪形式贮存，逐渐造成肥胖。反之，食量不足，运动或劳动量过大，久之就会因为能量不足引起消瘦，造成身体机能和劳动能力下降，所以人们需要保持食量与体力活动造成的能量消耗之间的平衡。

人体时时刻刻都在进行新陈代谢，表现为体内物质的合成与分解，能量的补充、生成和消耗。在人体生长的不同阶段，新陈代谢的变化也有所不同。儿童、青少年时期，体内物质代谢合成速度大于分解速度，因此就表现出身体长高、体重增加。成人阶段，合成与分解速度基本保持平衡，因此身高和体重就不再发生明显变化。老年人由于分解速度大于合成速度，因此，就表现为不断衰老。对一般成人而言，体重也并不是固定不变，每日食物摄入量与体力活动是影响体重的两个主要因素。食物提供人体的能量，日常体力活动消耗体内的能量。如果摄入食物过多，而日常体力活动不足，那么能量就有较多剩余而在体内积累，积累的能量就转化为脂肪在体内贮存，久而久之身体就会发胖；反之，身体就会消瘦。

人体正常生命活动离不开脂肪，健康机体需要一定比例的脂肪，而体内脂肪过多或过少又有碍健康。大量统计资料表明，男子体脂超过标准体重的20%，女子体脂超过标准体重的25%，均为体脂过多的表现，称为肥胖。肥胖者寿命一般比正常人要短。人体肥胖可引起一系列代谢变化，继而产生各种疾病，例如，可引起呼吸系统、心脑血管系统、内分泌系统、消化系统等一系列的综合征，引发糖尿病、高血压、高脂血症、胆石症等，甚至癌症。肥胖对健康的危害越来越受到人们的关注。就肥胖形成的原因来看，是多种多样的，如遗传因素、饮食因素、因患某些疾病所致等，而饮食则是造成肥胖的最普遍最主要的因素。就肥胖在体内的表现而言，均表现为体脂增多，体重增加。因此要有效地预防肥胖的发生，关键还在于使机体能量摄入与支出保持平衡，减少体内脂肪的蓄积。食物既提供机体需要的多种营养素，同时又提供机体活动所需的能量。日常生活中，我们的食量应在满足机体正常活动所需的各种营养素基础上，使其与体力活动相适宜，保证体内的能量补充与消耗平衡，保持适宜体重，预防肥胖的发生。超重不是好事，同样的，消瘦也不是好事，二者都是不健康的表现。消瘦同样会给人体造成不利影响，如老年人消瘦，易患各种老年性慢性病，儿童消瘦，则对传染病的抵抗力降低等。

保持食量与体力活动的平衡，控制体重，要因人而异。比如，脑力劳动者平时体力消耗较少，就应加强平时的身体锻炼，开展适宜的运动，如快走、慢跑、游泳等，把进食补充的能量消耗掉。消瘦的人，还有强体力劳动者，平时能耗过大，就应该加大进食量，并增加脂肪等高能食品的摄入，以维持正常生理活动和适宜体重。

饱足感：使你产生饱的感觉

几乎每个减肥者都会有这样的经历：节食，控制每一种食物，可不管怎样总是减肥不成功。每次失败我们都会责备自己。

最新的科学研究有助于你不依赖于热量负荷而产生饱足感。这可帮助你控制食欲。

许多饮食计划认为需要少吃，但这会让你处于饥饿的痛苦之中。如果你感到饥饿，很有可能会为了满足食欲而打破饮食规则，从而用自责取代痛苦。

目前，对人类的食欲的科学研究才开始了一小步，更大的进步还有待时间支持。长久以来医生就认为当大脑某一特定区域受损害就会产生持久存在的食欲。研究发现大脑的一部分（下丘脑）在控制食欲的过程中起重要作用，但尚未研究出消化系统在人饱胀时是如何通知大脑的。

1994年第一个突破性的重大进展是瘦素的发现，瘦素由脂肪细胞产生。研究者证明，瘦素是组成控制大脑结束饮食的系统的一部分，主要由脂肪细胞而不是胃及肠道产生，因而因某一特定姿势而使你停止进食是不可能的。

能引起感觉冲动的瘦素及其他已发现的化学物质一起形成食欲信号链，将胃肠道的反馈信号上传至大脑。当摄入过多时，这些化学物质被分泌出来，它们通过血液循环至下丘脑，发出人体现在食物量已足够的消息。

一个重要的食欲信使为胃饥饿素，是由胃壁分泌的。胃饥饿素是唯一已知的能增加食欲的激素。当胃填满时，胃壁伸展，胃饥饿素分泌量减少。当胃排空时，胃壁将胃饥饿素释放入血液。当足量的胃饥饿素到达下丘脑时，就会产生饥饿感。直接将胃饥饿素注射入血液中，1/3的人感到饥饿并且吃得多。对癌症引起食欲下降的人群实验证明，服用胃饥饿素能增加近1/3的食物摄入量。

有趣的是血液中的胃饥饿素浓度会在减肥后增加，这也许能解释为什么减肥的成果很难保持。了解瘦素、胃饥饿素及其他食欲信使的作用机制意味着我们能进一步掌握如何无痛苦地减肥并成功。

食欲研究的重要性显而易见，制药公司对这一关键的边缘研究提供资金不足为怪。饮食是一个大市场，安全的食欲抑制剂可能有更广阔的赚钱机会。

已有很多有前景的药物出现，一些甚至在市场上销售得很成功。例如，英国2006年6月成为第一个批准利莫那班（大麻素受体拮抗药）销售的国家，其能使体重下降超过10%。但是，至今它仍不在英国国民健康保险范围内。

但并非每位减肥者都希望服药抑制饥饿。吃得多仍然能减肥的方法是有的。你觉得不可能吗？有些食物的确能帮你填饱肚子却不变胖。

减肥的关键是控制食欲。如果你感到饥饿，强烈的渴望会使你不一会儿就屈服。如果你感觉饱，你吃得就少，就能减肥。减肥者的最终幻想是存在不感觉饥饿的食物。

饮食中有一个新词汇为"饱足感"，一餐后你越感发腻，下餐你吃的食物就越少。吃得饱而且能量少，这样你就能成为成功的饮食家。

纤维

一种使人易饱的物质是纤维。高纤维饮食有助于长时间保持饱足感，对身体健康有利。纤维存在于植物性食物中如谷类、豆类、水果及生的或是稍微加工过的蔬菜中。若你想吃面包，尽量选择高纤维的全麦面包，其饱足感比低纤维的白面包高。

纤维提供的热量少，但体积大。当胃排空的时候，大量的胃饥饿素被分泌，它会依次将下丘脑的"食欲开关"打开。一餐过后，胃壁完全伸展，停

止产生胃饥饿素，没
有胃饥饿素，下丘
脑的"我觉得饿"
的"食欲开关"就关
闭了。

饱腹又营养的吃法

◆米饭里加点"豆"——补充蛋白质，延缓消化
◆米饭里加点"菜"——增加饭的体积提高饱腹感
◆米饭里加点"胶"——可溶性膳食纤维延缓消化

纤维就像是海
绵，吸收通过胃的水分，包含大量水分的食物可增加饱足感。水分没有任何
热量，但它可使食物膨胀，增加胃内容物的体积。所以，餐前喝水不会增加
饱足感，因为水分在胃内直接通过，它不会像固态食物在胃内停留。蔬菜及
水果包含纤维，也包含大约90%的水分。低热量的汤是产生饱足感的另一食
物，因为水和食物混合，所以它不会直接通过胃。

再者，高纤维食物需长时间咀嚼，这也有助于你产生饱足感，因其能降
低吃饭的速度，给足大脑时间接受来自胃的"停止进食"的信号。另外，纤
维因为难以消化，在胃及小肠停留时间长，故其本身就会向大脑发出"我饱
了"的信号。

蛋白质饱足感

避开长时间饥饿的另一关键是蛋白质。吃富含蛋白质的食物比吃富含
脂肪及碳水化合物的食物更容易让人觉得饱。关于高蛋白饮食的研究已有了
可靠证据：蛋白质易饱腹而有助于降低食欲。富含蛋白质的食物包括瘦肉、
鱼、豆类及坚果。

蛋白质的组成形式是氨基酸，在消化过程中蛋白质分解成氨基酸。研究
人员发现亮氨酸直接对下丘脑起作用，能对食欲产生调节效应。实验中使用
的是老鼠，但人类可能也有同样的效应。实验中注射亮氨酸的老鼠饮食的热
量少于没有注射的。

一些研究认为坚果可抑制食欲——至少部分与蛋白质的效应有关（坚果
中蛋白质含量高）。印第安纳州珀德尤大学的一项研究表明，尽管摄入的热
量高，但每天吃50～75克坚果的人与不吃坚果的人相比，体重并没有更高。
加利福尼亚的国家医学中心的实验认为吃坚果可有助于减肥。实验中的志愿
者都被提供了标准的减肥建议。一半参与者被要求每天吃25克杏仁，结果他

们比不吃坚果的人体重减少得更多。

一些研究者认为,坚果可能能够促进新陈代谢,有助于燃烧热量。虽然坚果含脂肪高,但这种脂肪似乎不能被消化系统吸收。事实上,完全不吃坚果的人其脂肪也不能完全被消耗。

重新认识糖,换个方式健康瘦

体重不断增加、龋齿、容易疲劳、痤疮、皮肤暗沉无光、高血压预警……这些常见的身体不适都与摄入过多的糖有关。糖按分子结构可分为单糖、双糖和多糖。常见的单糖有葡萄糖和果糖,双糖有蔗糖、麦芽糖和乳糖等,被食用后会很快地升高血糖。多糖有两种形式:一是淀粉,消化吸收较慢,升血糖也慢一点;另一种形式是膳食纤维,不能被消化吸收,因此不会转化成脂肪。懂得了这些道理,我们在生活中就应多加注意:多吃膳食纤维含量丰富的食物,限量食用淀粉含量高的食物,这样才能更好地控制体重。

通过控糖控制体重保持健康,重点有以下两个方面。

不吃添加糖

对于大部分人来说,每天通过饮食摄入的能量已经足够身体运转,甚至有的还超标了。所以日常饮食不需要额外添加糖,吃过多的添加糖只会增加能量摄取,增加肥胖症等风险。为了避免心血管疾病的发生发展,不论对于健康人,还是有糖尿病、肥胖问题的人,都应该控制添加糖的摄入。

部分食物的血糖指数

主食		点心水果		饮料	
大米	87	香草冰激凌	61	啤酒	88
薏米	25	原味酸奶	46	橙子汽水	68
全麦面包	50	香蕉	55	可乐	53
鸡蛋面条	46	橙子	44	橙汁	50
玉米粥	68	樱桃	22	茶	0

注:一般来说,低血糖指数食物的血糖指数小于55,中等血糖指数食物的血糖指数为56～69,高血糖指数食物的血糖指数则超过70。

控制食材中糖的摄入

为了便于理解，可以认为糖类就是碳水化合物。碳水化合物、脂肪和膳食纤维是膳食能量的来源，而中国人民的膳食又以谷类为主，所以碳水化合物需要吃，但要注意搭配，如增加粗粮类，全麦面包、玉米、紫薯、荞麦面等饱腹感强的食物。

肥胖者膳食营养原则

饮食不当是导致肥胖最为重要的原因之一。当人体摄入食物的热量大于体内外活动所消耗的热量时，多余的热量就会转化成脂肪，在体内堆积起来。因饮食不当而引起的肥胖，只要适当控制饮食，减少高热量、高脂肪食物所占的比重，增加优质蛋白食物，如瘦肉、鸡肉、大豆以及含维生素、纤维素丰富的蔬菜、水果等，就能达到减肥目的。肥胖者膳食的营养原则大致如下。

减少饮食中的脂肪

人的胖瘦并不仅仅取决于摄入食物的多寡，关键是热量的来源。热量相同的两种食物，一种脂肪丰富，而另一种则是由蛋白质和碳水化合物构成，那么前者更会让人肥胖。因为脂肪会使新陈代谢减慢。研究证明，如果机体将食入的含418.59千焦热量的碳水化合物转变为脂肪，将消耗掉96.27千焦热量；而将食入的同等热量的脂肪转变为体内脂肪，只需消耗12.56千焦热量就够了。所以，富含蛋白质、碳水化合物的食品比脂肪含量高的食品更能加快人体的新陈代谢。因此，肥胖者应该尽量减少脂肪的摄入。

选择正确的碳水化合物

虽然碳水化合物比脂肪更能消耗热量，但并不是所有的碳水化合物都一样。像食糖、蜂蜜等单糖及糖果、小甜饼等单糖制品，则可能成为减肥的破坏者，因为它们热量高、营养差。单糖还会刺激胰岛素的产生，当大量吃糖或糖制品时，胰岛素迅速上升，血糖则迅速下降，结果便引起了饥饿和疲乏。相比之下，多糖食品则是最佳的选择。蔬菜、水果、纯谷物类面包和谷类都是多糖食品，并含有丰富的维生素、矿物质和纤维，应该优先食用。

严格守时用餐

肥胖者多有不按时用餐的习惯。比如，有些人不吃早餐，少吃中餐，却大吃晚餐。实际上，这种无规律进食的后果便是增加体重。实验证明，在日摄入量相同的情况下，把多次的食物一次吃完，比那些少吃多餐者更加容易聚集脂肪。所以，每日三餐守时定量有助于保证正常的新陈代谢。

摄入适量的热量

肥胖者不应该通过过分节食的方法来降低体重。由于本身体重较大，消耗能量较多，不恰当的节食往往会带来相反的后果。严格减食，甚至将每日饮食中热量的摄入降低至身体所需能量的最低标准（3767.27千焦）以下时，不仅会造成营养不良，而且也会让身体"察觉"到食品缺乏，从而通过放慢新陈代谢来减少能量消耗。热量摄入越少，新陈代谢就越慢。所以，热量极低的饮食会使减肥愈加困难，因为吃得越少，身体消耗的热量也更少。因此，保证每天摄入5023.02千焦热量是需要的。

饮食管理：快速测量膳食吃多少

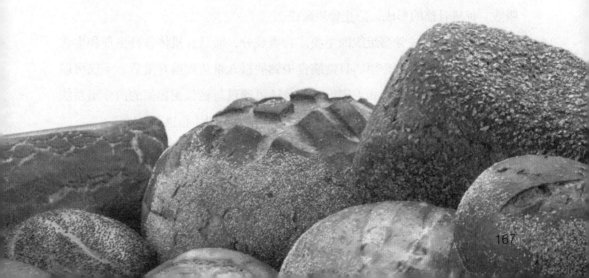	主食	一顿1拳头		鸡蛋	一天1个
	牛奶	一天1或2袋		蔬菜	一天2大捧
	肉类	一天2或3掌心		水果	一天1拳头

瘦人的担忧
——怎么吃都不胖

真的越瘦越好吗

胖人总是很羡慕那些怎么吃都不胖的瘦人，其他他们需要了解下瘦人的担忧。

人的身材不是越瘦越好，体质过于瘦的人群，经常会出现消化不良营养不良的状态。身体过于偏瘦或者过于偏胖，都不利于身体健康。身高和体重一定要成正比例才算是健康的。

消瘦存在的健康风险，常表现在以下方面。

1.肠胃不良

瘦人一般肠胃功能差、新陈代谢过快，也是瘦人一直吃不胖的主要原因。他们可能有腹壁松弛、薄弱的情况发生，这是因为胃部周边的肌肉松弛久了导致下垂，肠胃蠕动力弱了就会引发很多肠胃问题，例如消化不良、胃痛胃胀、厌食症等。

2.骨质疏松

其实人体有适当的脂肪，会使雌激素也会相对较多，从而增加肠对钙的吸收，促进骨骼的形成，防止骨质疏松。

钙不仅是构成骨骼组织的主要矿物质成分，而且在机体各种生理和生化过程中发挥着重要的作用。日常膳食中钙的摄入量达到推荐量后，不仅可以维持骨骼中矿物质含量和骨密度，而且还可通过与钙代谢相关的内分泌系统来调节机体的正常体脂和体重，对肥胖者降低体重和体脂也有帮助。

3.贫血

因为饮食结构单一、偏食、挑食等原因引起的营养不良的瘦人，很有可能会出现贫血，有经常乏力、头晕、脸色差的表现。造成贫血的原因主要有红细胞生成减少，红细胞破坏增多，红细胞丢失过度。其中红细胞生成减少有两种可能。一种是缺少造血所需的原料，包括铁、叶酸、维生素B_{12}等，另一种情况为骨髓造血功能下降。

4.生育能力降低

瘦弱的女性可能在营养不良的情况下带来伤害。没有健康的身体，想要生育难度很大，有的女性备孕很长时间依然无法成功受孕，主要是和机体营养不足造成的体质差，内分泌失调有关。为了健康着想，还需控制好体重，才能保持生殖功能正常。

另外，孕妇瘦弱还会增加婴儿在出生后第一年患呼吸道或腹泻的概率，并在孕后易并发妊娠高血压综合征、妊娠糖尿病。

瘦人如何增重

这里说的增重不是简单的长脂肪，而是要在增加身体组织的脂肪比例的同时，还涵盖肌肉组织的成长。健康的增重应把重点放在肌肉、脂肪的比例增加。

对于身体瘦弱的人群来说，增重一定要调整日常饮食，不仅要有规律的饮食习惯，且要多吃高蛋白和高维生素类食物，同时需要加强运动锻炼。而且要注意调节自己的心情，并保证充足睡眠，这样有助于提高体重。

1.运动增重

大多数人觉得，运动是消耗能量，肯定会掉体重，所以瘦人要增重就不能运动。这是一个非常错误的认知，对于瘦人而言，运动有两个好处：一是提高代谢。运动后，及时进食补充消耗，能促进营养的吸收和利用，快速地利用蛋白质，提高身体肌肉合成，加强肌肉力量。二是增强食欲。对于有胃肠消化吸收问题的人，饭前进行适量的有氧运动，能够促进食欲、提高消化和吸收。

运动增重的总原则是：抗阻力训练为主，少做或不做有氧运动，以最大化刺激肌肉的增长。

首先，为了降低难度和保持运动的持久性，可以从增加最简单的日常身体活动量开始。如果是久坐型工作的人，要多利用工作间隙起身活动（喝

增重饮食花样多

◆优选食物——多样高质量食物保证营养均衡
◆牛奶代替水——让豆浆、蒸蛋、面点营养加倍
◆花样加餐——酸奶、坚果、小麦胚芽随心选
◆果干替代鲜果——实力增加水果摄入量
◆泥糊很友好——好消化无负担

水、上厕所），尽量早间、晚间或饭前专门活动下。

其次，选择以抗阻运动为基础的运动，比如靠墙蹲、卷腹、拉弹力带、俯卧撑等，都能有效改善肌肉力量和身体功能。每周至少3天，每次分不同部位练习，每天进行累计40~60分钟的中强度到高强度的运动。没有基础的新手可以选择快走、慢跑；稍有运动基础的，则建议先做抗阻运动20~30分钟，然后再做有氧运动以及拉伸放松。如果有需要，运动后补充必需氨基酸或优质蛋白效果更好。

最后，控制每周的有氧运动次数不超过3次，每次不超过半小时，有氧运动时间太长会分解身上的肌肉，不利于增肌增重。尤其是消瘦者不要进行耐力性项目的运动，如长跑、打篮球等。但是，适当的有氧运动可以锻炼身体的心肺功能，提升运动能力，提高抗阻运动的效果。

2.饮食增重

身体瘦弱的人群通常存在偏食、挑食，或者其他不良饮食习惯，因此如果想要增重，首要的就是改善日常饮食。建议在平时一定要养成有规律的一日三餐进食习惯，且要适当多吃富含优质蛋白和维生素的食物，虽然不必刻意多吃高糖高脂食品，但也可酌情食用一些。另外，还可多吃一些花生、腰果、核桃等优质坚果。

饮食增重会吃很重要。

首先，要增加碳水化合物的摄入，比如各种米、面等淀粉类食物；如果觉得一顿吃太多，消化负担太重，可以采取少食多餐的方式。

其次，不必担忧摄入"健康脂肪"，Ω-3脂肪酸、多重不饱和及单不饱和脂肪负责很多身体功能，而不健康脂肪则是一些空热量，没有营养价值。蛋黄、牛油果、坚果等富含不饱和脂肪酸的食物，是非常好的选择。

完全素食不利于健康

素食者分完全素食主义者和不完全素食主义者。前者不吃任何动物性食物，仅吃谷米、豆类、水果、蔬菜等植物性食品；后者占素食者的大多数，不完全素食又包括奶蛋素食，是指饮食中有奶和蛋的素食；奶素食则是指饮食中可以有奶的素食；还有的仅不吃猪肉、牛肉、羊肉等牲畜类食品，可以吃鸡肉、鱼、蛋、奶等食品。从营养均衡的角度看，不完全素食者营养素摄入较全面，营养易保持平衡，比完全素食要好。完全素食对孕妇、病人、体质特别虚弱者、老年人等不利，因为很难保证获得足够的营养。

当前，不少人在营养方面，因缺乏科学认识，存在着两种倾向，一是重荤轻素，二是重素轻荤。尤其是后者为不少人所推崇，这就是"素食者能长寿"的观点。这些人认为，完全素食有利于心脏养护，其实这种观点并不完全正确。

我们主张低热能、低脂肪、低胆固醇、高纤维素、高植物蛋白、高维生素饮食，但是完全吃素并不好。这是因为素食有其不足之处，其蛋白质的质量和数量均不及动物性食物，且吸收利用率低，其脂溶性维生素A、维生素D、维生素E、维生素K的含量，普遍低于动物性食物，尤其是对人体有重要生理功能的微量元素（锌、铜、硒等），也不如动物性食品多。所以单纯素食者，往往会导致某些必需氨基酸、维生素和微量元素的缺乏。

素食者常常存在某些必需氨基酸供给不足。根据营养知识，膳食蛋白质的模式越接近人体蛋白质的组成，就越易被人体所消化与吸收，有利于人体蛋白质的合成。但植物性食物中的大多数蛋白质消化吸收率低。并且必需氨基酸的组成不如动物性食物的蛋白质那样平衡、全面，致使造成必需氨基酸供给不足。

缺钙不利于骨骼健康。植物性食物中含有较高的草酸和植酸，食物中的钙易与植酸和草酸形成难溶性钙盐，影响其利用，故植物食物中的钙吸收率很不理想。乳与乳制品含钙丰富，而且吸收率高，而素食者钙的主要来源是蔬菜和豆类，但这些食物中钙的吸收又受草酸、植酸的影响，吸收率较低，另外，植物性食品中的钙，还容易与大量脂肪酸结合形成不溶性的皂化物从粪便排出，尤其以含不饱和脂肪酸多的油脂更为明显，所以素食者容易缺钙。

铁缺乏易致缺铁性贫血。食物中的铁元素为血红素铁和非血红素铁，二者的吸收率不同。植物性食物中不仅含铁少，而且是非血红素铁，因受膳食因素如植酸盐、草酸盐、磷酸盐、碳酸盐的影响，吸收率低，为3%~5%；动物性食品中铁为血红素铁，不受膳食因素的影响，易被人体消化吸收，吸收率较高一些，如肉中的铁的吸收率为30%，鱼中的铁的吸收率为15%。因此，素食者比非素食者更易缺乏铁。

维生素B_2主要来源是各种动物性食品，特别是动物内脏、奶和蛋黄，其次为豆类和新鲜绿叶蔬菜。虽然素食者可以从豆类、蔬菜和全谷类中取得一些维生素B_2，但由于食物单调或因加工、烹调不合理，会造成B族维生素的大量损失；而碱性条件或日光紫外线照射也很容易将其破坏，故素食者也有这种营养素缺乏的可能。

此外，植物油多为不饱和脂肪酸，主要分布在细胞膜上，易于氧化，导致脂质的过氧化反应，从而影响细胞的正常生理功能，易使人早衰。而鱼类等动物性食物富含不饱和脂肪酸，不仅可以满足机体生理活动的需要，而且不易引起动脉硬化和早衰。

为了人们的健康，提高工作效率，增强对疾病的抵抗能力，防止早衰，达到延年益寿的目的，我们主张合理营养，平衡饮食。日常膳食不宜完全素食，适当摄入一些动物性食物，对身体健康是有益无害的。

多吃豆类与奶制品

构成人体的蛋白质，分为动物蛋白和植物蛋白两类。对于大脑来说，既需要动物蛋白，又需要植物蛋白。而植物蛋白在豆类食品中的含量非常丰富，所以多吃豆类食品对人体大有好处，主要是脑的功能。补肾就是补脑，足见大豆的健脑作用。

豆类食品的健脑作用和机制是多方面的。以大豆为例，它含有丰富的蛋白质、脂肪、糖、钙、维生素A、B族维生素、谷氨酸等大脑所必需的营养物质。这些物质在脑的细胞构成及脑的智力活动中各负其责，起着各自不同的重要作用。例如，前面提到的谷氨酸，在豆制品中的含量极为丰富。这种谷氨酸是大脑赖以活动的基础物质，它在人进行智力活动时发挥重要的作用，只要多吃豆类制品及其他富含天然谷氨酸的食品，就会满足身体对谷氨酸的需要。

奶类包括牛奶、羊奶、马奶。常喝的为牛奶，牛奶的营养价值很高，含有人体所必需的营养。它的各种营养素的比例很适合人体的需要（尤其适用于婴幼儿），而且容易消化吸收。因此奶不论对病人或健康人均是良好的营养品。

奶制品包括酸牛奶、奶渣等。酸牛奶采用各种乳酸菌、酵母菌使牛奶发酵而成，含糖量较低，但乳酸量较高。由于鲜牛奶能中和胃酸，对于胃酸不足的人易发生消化不良。若用酸牛奶则可节省胃酸，增加消化率。奶渣是一种营养价值很高的蛋白质食物，含有大量的钙和磷，具有抗脂肪肝及利尿的性质，故脂肪肝及肝硬化、结核病、佝偻病等患者可每日用适量奶渣作为治疗食品。

奶类营养丰富，以牛奶为例。牛奶中蛋白质的含量为3.3%。它的成分主要是乳酪蛋白和部分的乳白蛋白、乳球蛋白，这些蛋白质含有全部的人体必需氨基酸。

牛奶中脂肪的含量约在3.2%左右，乳脂的生理价值极高。因为它是以乳状液的形式存在的，故极易消化吸收。

牛奶所含的矿物质元素主要为钙、磷、钾，其中钙的含量高达每百克牛奶104毫克，而且吸收利用率很高。牛奶中含有维生素A、维生素D、维生素B_2、维生素B_6、维生素C等。

牛奶有改善皮肤细胞活性，延缓皮肤衰老，增强皮肤张力刺激皮肤新陈代谢，保持皮肤润泽细嫩的作用。尤其女性平时可以多喝些牛奶。

均衡营养塑造肌肉

许多人都知道，身体长肌肉要靠蛋白质，蛋白质还是运动的主要燃料来源，但是肌肉并不是光靠多吃牛肉和鸡胸脯就能形成的。发展肌肉组织是一个系统的过程，它包括无数的步骤和上百次不同的化学反应，如果这些步骤中的某一个环节脱了轨，肌肉的生长进程就会受阻。

而在这个过程中维生素起着重要的作用。维生素和矿物质是人体生长的催化剂，它对机体组织有保护、修复和促进生长的作用。虽然维生素在构造身体大厦中不像蛋白质那样扮演着砖头石块的角色，但它也是不可缺少的物质。

缺乏维生素和矿物质，肌肉生长就会减缓或受阻。对于经常在健身房锻炼的人，每天必须吸收的基本维生素有13种，矿物质有25种，其中的7种是构造肌肉的重要成分。

1.维生素

维生素B_6有三种作用：帮助蛋白质的代谢和血红蛋白的构成，更重要的是促进红细胞的生成。肌肉在运动和代谢过程中需要氧气，红细胞便是载氧的运输工具，血液的红细胞含量越多，载氧能力就越强，肌肉的供氧来源就越充足，从而减轻心脏的负荷。反之，心脏的压力就很大。

每日需要量：18~49岁需1.4毫克，50岁及以上需1.6毫克。

摄取来源：金枪鱼、鲑鱼、豆类、土豆、香蕉、鸡肉、火鸡肉。

维生素B_{12}是B族维生素的成员之一。维生素B_{12}同样能促进红细胞的生成，它是脱氧核糖核酸（DNA）在机体生长和机体修复过程中的推进器，而DNA是蛋白质在合成过程中的重要物质，它指令蛋白质的生成，因此维生素B_{12}是人体必需的维生素。

每日需要量：2.4微克。

摄取来源：鱼肉、牛奶、蛋品、肉和家禽。

维生素C是一种神奇的维生素，作用极为广泛，从抗感冒到抗癌，抵御疾病的侵入，是机体组织的卫士。维生素C不仅是连接组织间润滑液的主要成分，还是抗氧化物质，可保护细胞免遭毁坏和防止衰老。

每日需要量：成年人需200毫克，大运动量的人可以超过1000毫克，把它分成2次或3次摄入。

摄取来源：柑橘类水果和果汁、青椒、红辣椒、甘蓝、鲜枣和猕猴桃类。

维生素E和维生素C一样，也是一种抗氧化物，抵抗自由基（自由基会破坏人体正常的健康细胞）。经实践和研究发现，锻炼之后服用维生素E，有助于减轻肌肉酸痛，其药理便是维生素E降低了自由基的数量。

维生素E是脂溶性维生素，用量要适当，不可过量。可溶于脂肪的维生素贮存于脂肪细胞之中，这意味着不容易将其排除，因此如果摄入过量，则因集结而造成堵塞，最终会导致中毒。

每日需要量：成年人需14毫克。

摄取来源：坚果类、种子类、豆制品、菜籽油、全谷类。

2.矿物质

钙不是肌肉生长的必需物质，但它有助于肌肉的生长。练健美的人需要大量补钙，因为肌肉的收缩、心脏的活动等都要消耗钙。钙很容易随尿液从体内流失，进行力量练习的人更需要摄入足量的钙，因为高蛋白的饮食会使排尿增多。如果尿液所含的钙超过所吸收的钙，那么身体就会从骨骼中吸取钙，从而使钙的流失大大增多。力量练习的目的是增强骨骼的力量和密度，如果长年在健身房锻炼却又忽视了补充必要的钙质，那么长久下去就会造成慢性缺钙症。

每日需要量：18~49岁需800毫克，50岁及以上需1000毫克。

摄取来源：奶及奶制品、深绿叶蔬菜、豆制品、麸皮等。

铁能帮助血红蛋白构成，血红蛋白是运载氧气的重要工具。补充铁的同时需服用维生素C，有助于吸收。早餐最好除了添加维生素和矿物质的谷类之外，再加一杯橘子汁或一两片猕猴桃。

每日需要量：18~49岁女性需20毫克，成年男性及50岁及以上女性需12毫克。

摄取来源：瘦牛肉、鸡肉、猪肉、鱼。

3.维生素和基本微量元素的食物来源

从水果中和深绿色蔬菜叶中可以获取，如甘蓝（西蓝花、圆白菜、菜花等）、菠菜、芥末，这类蔬菜中维生素含量最高。另外，低脂或脱脂食品中富含钙和镁，橘子富含维生素C、维生素B_{12}及钙。豆科类，如扁豆、豌豆及各种豆类，富含植物性蛋白、钙和铁。瘦肉和鱼不但含有丰富的蛋白质，同时含有一定的铁、维生素B_6、维生素B_{12}和镁。快节奏的生活使许多人常常食用快餐而无法顾及营养是否平衡，久而久之，容易造成维生素和微量元素失衡。因此，每个人必须根据自己的情况补充必要的维生素和微量元素。

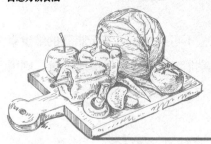

一日食谱：
强健体能

减脂

早餐	全麦面包1片	荷包蛋1个
	香蕉1根	葡萄干燕麦粉粥
午餐	杂豆饭	番茄鳕鱼
	酸奶蔬菜沙拉	原味蓝莓汁1杯
加餐	黑巧克力2小块 / 杨梅	
晚餐	玉米燕麦芝麻糊	蒜蓉四季豆
	少油煎鸡胸肉	烤鹰嘴豆

增重

早餐	咖喱鸡肉包	蓝莓、生花生
	原味酸奶 1 杯	牛奶燕麦片 / 牛奶鸡蛋藜
午餐	豌豆糙米饭	酱牛肉
	芦笋炒虾仁	豆腐鲫鱼汤
加餐	柚子 / 油桃、葡萄干 / 无花果干	
晚餐	样餐 1：茄汁虾仁拌面 + 鸡汤煮茼蒿	
	样餐 2：小米大米饭 + 麻酱莜麦菜 + 胡萝卜排骨汤	

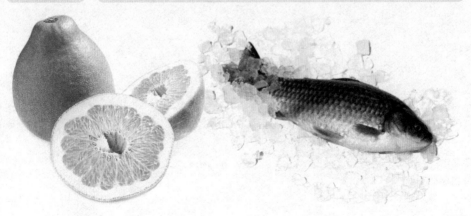